こころをそのまま感じられたら

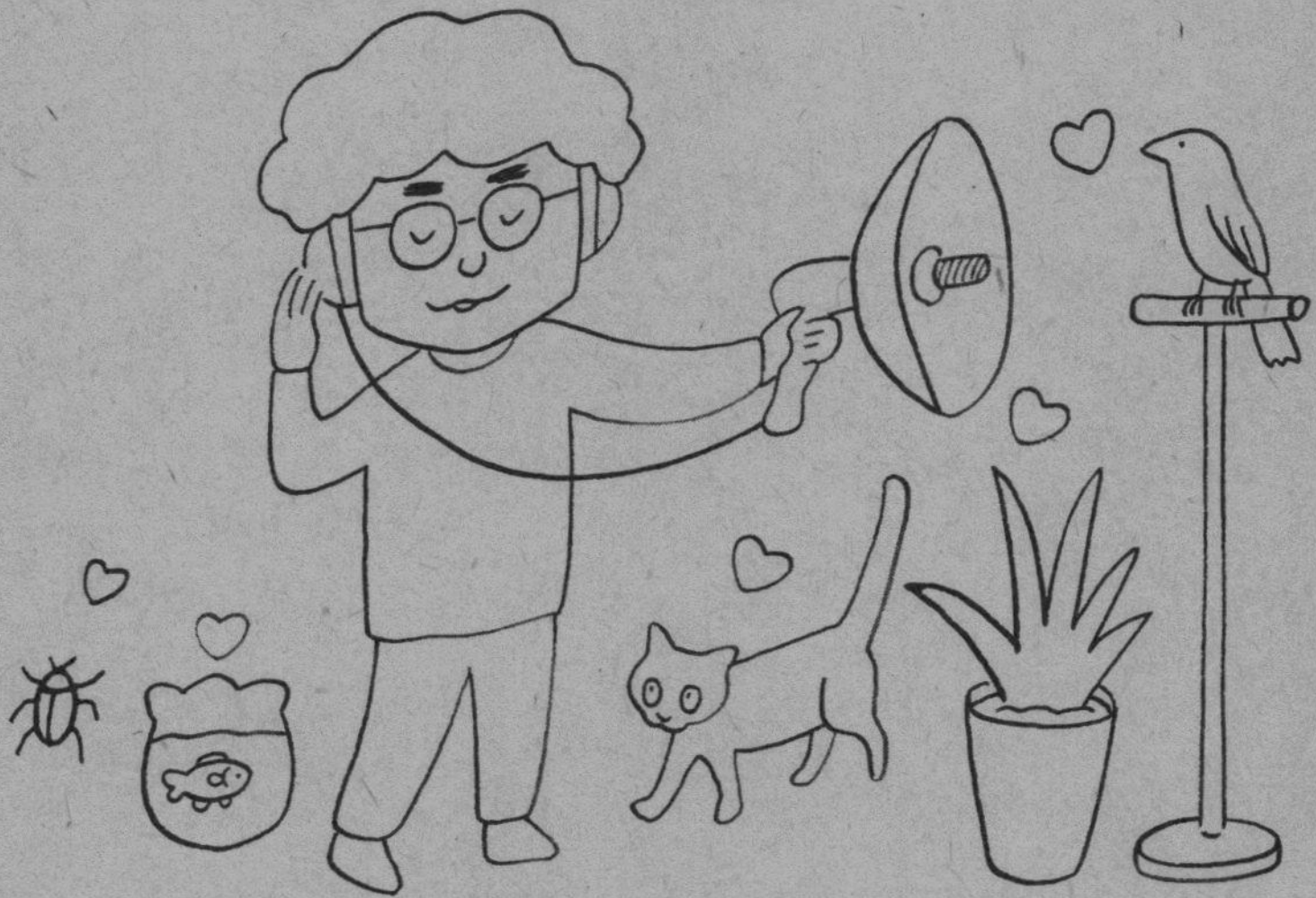

星野概念

はじめに

こんにちは。星野概念といいます。この本を手にとって下さりありがとうございます。何がきっかけで今、ページを開いて下さっているのでしょうか。どんなきっかけだったとしても、こうして読んでもらっていることがとてもうれしいです。

僕は普段、多くの時間を精神科医としての仕事に費やしながら、執筆や音楽の活動もしています。かつて音楽活動が生活の主軸だった時期があったり、今でも自分の中では全ての活動に一生懸命取り組んでいるつもりなので、肩書きを「精神科医」ではなく、「精神科医 など」としています。

今の僕は、精神科医としての営みをしていない、「など」のような時間でも、まわりの事象への接し方や向ける目線には、精神科医であることが影響しているように思います。一方、精神科医としての経験が、人生の学びになることもあります。対人的な営みなので、かかわる人に教えていただくことが本当に多く、日々が発見と驚きと豊かさで溢れています。本書の中ではそういったことにも触れていますが、プライバシーは当然、絶対に守られるべきなので、文章に書かれている診療にかかわる登場人物は、伝えたい内容が崩れないように、いくつかの事例を部分的に組み合わせるなどして僕が創作しています。

「身体が凝るならこころも凝るでしょ、凝りほぐしが必要じゃない？」というのは僕の恩人の言葉です。以前、辛い気持ちが続いていた時、なんとかしなければと考えれば考えるほどから回ってしまい、さらに追い詰められていったことがありました。そんな時にこの人の言葉に出会い、じっくり話をきいてもらって、僕はこころが緩まる体験をしました。いわゆる治療のようなことはしていないのですが、こころの凝りをほぐすというイメージと、その人やその人が用意してくれたあたたかい雰囲気によって僕は救われました。

凝り固まったこころがほぐれることがどれほど大切かを実感した僕は、文章を書く時もそれを思い描きながら書いています。本書は、そんな文章を集めたエッセイ集です。

読んでくれるみなさんのこころが緩まるお手伝いを少しでもできますように、と願いをこめて。この本が、柔らかく響けばいいなぁと思っています。

目次

2章 曖昧なものを体感する……57

3章　静かな分岐点

こころをそのまま感じられたら

1章

居心地のいい場所

鉄道趣味

仕事柄、色々な人の話をじっくり聞かせてもらうことが多いです。時には病院や施設の中で、時にはその人の自宅に訪問して、そしてこれは仕事と関係ありませんが、時には酒場で。話をしていると、自分が思っているよりも、自分と自分以外の人は違うということに気づきます。そして、自分が全く持っていない視点とか行動様式に出会う瞬間、とても嬉しい気持ちになります。

施設に通所していたり、自宅でこもりがちに生活している人たちと話していて感じるのは、ゲームが好きな人と、電車に魅了される人がとても多いということです。これは、何か統計を調べたわけではなく、僕の所感です。好きなもの、気になることなどは、日常生活の中から各々の価値観に基づいて選択されたものなので、その人の視点や嗜好を象徴しています。

これが、読書とか映画鑑賞であれば、僕の価値観では一般的なものなので驚かないし、自分と同じだなぁと思います。スポーツとかアウトドアだと、自分と共通するわけではありませんが、その視点を持つことは理解ができます。ゲームも、かつてはよくやったし、社会人になってからも、仕事以外の時間はパズルとドラゴンのことしか考えないという時期もあったので懐かしい感覚を覚えます。

ただ、電車に関しては、今まで何十年も乗ってきていますが、自分の嗜好の焦点が電車に合ったり、趣味につながるようなことはありませんでした。世の中に鉄道趣味の人が少なくないのは知っているので、もしかしたら僕の友人にも電車に魅了される人がいるかもしれませんが、少なくとも自分の認識として、鉄道趣味の友人は今のところいません。そんな、自分とは縁遠かった物事について、嬉々として話してくれる人を目の前にすることは、自分に想像以上の驚きと喜びを与えてくれます。自分の中にはない、この世界の切り取り方を教えてもらうようで、とても豊かな気持ちになるのです。

何人かの鉄道趣味の人と話して、乗り鉄、撮《と》り鉄、録《と》り鉄、模型鉄など、色々な楽しみ方があることを知りました。僕が話した人の中では、乗り鉄と撮り鉄が多く、週に何回かは好きな路線の始発の駅から終点の駅までただ乗ったり、決まった路線の、特定の車両番号のフォルムがたまらなく好きで、毎朝その車両を撮影しに行くという人もいました。人によっては、自分の好きな車両を「嫁車《よめしゃ》」と呼んで愛でているらしく、それを聞いて興味を持ち、色々な人の嫁車がみられるかもしれないとインターネットで嫁車を検索してみました。しかし、ワイフの意味での嫁が所有する車を意味することも多いようで、「嫁の車を勝手に改造してみた」といった投稿動画ばかり出てきて、好きな車両を嫁と捉えている人のことは見つけられず、残念でした。

それにしても、周りからは自宅でこもりがちに生活していると認識されている人たちが、能動的に外出する動機になるというのは、かなりの強い興味だと思われます。電車の本来の目的は、恐らく大勢の人の移動のはずですが、家族や支援者が頭を捻ってもなかなか実現しえない個人の移動に、このような形で寄与していることは、多くの人は意識しない電車の思わぬ側面です。このような側面が密かにでもあることは、とても大切なことだと感じます。

ちなみに、僕としては録り鉄に興味があります。前から電車ごとに音が違うなぁというのはぼんやり感じていましたが、数年前、恐らく録音機材が入っているリュックを背負い、ヘッドフォンをして、映画撮影の現場写真でみるようなガンマイクを電車やアナウンスの音に向け続けている人をみかけた時、強い憧れのような気持ちを抱きました。あの格好いい人は、録り鉄だったのかもしれません。

また、先ほど挙げた鉄道趣味のどれにも当てはまらない亜型のような人もいました。その人の一日の行動を大雑把に書くと、好きな路線の始発の駅から終点の駅の間を往復しているので、一般的な乗り鉄のように思えます。でもこの路線には途中で鉄道会社が変わるという特徴がありました。これは、いわゆる乗り鉄の人と、その人の違いに大きく関係しています。その人の行動をもう少し詳しく書きます。まず、始発から鉄道会社Ａの路線に乗車。乗っているうちに鉄道会社Ｂの路線に自動的に変わるわけですが、その駅で一度降ります。その後、次に来る鉄道会社Ｂの路線に改めて乗り、終点へ。そこで降りてから折り返しの電車に乗り、戻っていきます。途中、行きと同じ駅でまた一度降り、次にくる電車に乗って戻るそうです。特筆すべきは、降車のタイミングの多さです。なぜそんな頻繁に降りるのか、そこにその人の嗜好が詰まっています。その人は乗り鉄でもありながら、乗ることよりさらに、車掌さんが交代する出来事に強い興味を持つ人でした。いわば車掌鉄。

これを聞いた時、僕は感動するほどの驚きを感じました。僕だって、何度も車掌さんが途中駅で交代するのをみたことはありましたが、そこに興味深さを見出せたことは一度もありませんでした。むしろ、所属する鉄道会社が違うせいで面倒な手続きが増えて大変そうだなぁとか、これがなければいくらかでも移動がスムーズになるだろうか、など煩わしさに近い気持ちを抱いていたと思います。

同じ出来事に触れて、ほとんど真逆の気持ちが湧くなんて、人はいかに人それぞれかということの証です。そして、多くの人が毎回同じだという認識が強いに違いない、車掌さんの交代という出来事に着目し、車掌さんの所作や慣れ具合、表情や態度、車掌さん同士の相性などによる交代の滑らかさの違いを楽しむというのは、もはや視点の置き方の発明と言えるほどではないでしょうか。

この話を聞いてから、車掌さんの交代の時間にたまたま遭遇した時には、僕も注意深くその出来事を観察するようになりました。何度か経験してみると、今まで全く知らなかったたくさんの違いがあることに気づけるようになります。このように、世界の切り取り方の視点が増えるのは、その時々の物事の感じ方が多彩になるということなのでとても嬉しいです。どこか特別な場所に旅行するなどせずとも、捉え方一つで日常はどんどん豊かになりうるのだと思えます。

くじけないということ

日曜劇場『半沢直樹』を初めて観ました。自分にテレビを観る習慣がなさすぎて、以前ものすごく話題になっていた時は一度も観ることなく終わってしまい、新たなシリーズが始まるのも全く知らなかったのですが、先日たまたま食事の時にテレビをつけたら第1話がタイミングよく始まったのです。

これは何かの縁に違いないと思い観ることにしましたが、何しろ続編。基本になる前情報を全く知りません。そもそも、続編なのに、「続」とか「パート2」とか付いていないのは何故なのだろう、と早速雑念が湧いてきたりもしつつ、物語を楽しむ手がかりが唯一あるとすれば「倍返しだ!」というセリフ。でも、何を倍にして返すのか、なぜ気合いがみなぎった雰囲気でそのセリフを言うのかということさえ僕は知らなかったのです。

ドラマは始まりから緊張感がありました。明らかに半沢に恨みがありそうな人が、とにかく半沢を困らせてやるぞ、格下げなどで終わらせるものか、という内容のことを、悪そうな場所で悪そうな人たちと話し合っています。どうやら半沢は、前のシリーズで銀行からその子会社の証券会社に出向を命じられたようです。これは、何かが理由で格下げになったということだと思いますが、見た感じ、半沢に悲壮感はありません。そこに早速舞い込んで来るのは1500億円の他社買収案件。なんて大きな話なんだ。もしこれを倍で返すとしたら3000億円……。

半沢たちは、1500億円の案件をなんとかまとめあげようとしますが、何人かいる銀行からの出向組は、自分たちは銀行で働くべきであって子会社の証券会社にいる場合じゃない、などと立場のことばかり考えていてどうも仕事に対する情熱を欠いています。その冴えない出向組の中に、僕が大好きな東京03の角田晃広さんがいて、迫真の演技が全てコントに見えてしまい、思わず嬉しくて笑ってしまいました。しかし、その出向組のせいで話がなかなか進められず、気がついたら自分たちの親会社に不当にその案件を横取りされてしまい、笑う僕の目の前で半沢は怒りに震えます。そして口にするのは、「やられたらやり返す……」。

次の瞬間、CMに入ったのですが、その直前の口の形は明らかに「ば」と発音しそうな形をしていました。きっとこの後に続くのは「倍返しだ！」に違いありません。なるほど、半沢は不当な仕打ちを受けたらその倍くらいの大きさでお返ししてやるぞ、という意味で「倍返しだ！」を言う人なのでしょう。

その後の展開で、親会社がどれだけ汚い手を使って半沢たちの案件を横取りしたか明らかになります。それを明らかにしていくのは、たたき上げの証券会社の社員や半沢の地道さです。案件に関する詳細な情報のファイルをつくり、その中のとても細かい情報から逆転の起点になりそうな鍵を見つけ出す。しかしその鍵はまだ使えず、また別の手段を使って、明らかに睡眠時間を削りながら、親会社の不正の尻尾を摑みます。敵も手強く、摑まれた尻尾を切って逃げるような狡猾さで半沢を追い詰めようとします。ここで第1話は幕を閉じました。

連続ドラマというのは、なんて絶妙なタイミングで翌週に繋がるのでしょう。最後の方で半沢は「これで終わらせるつもりはない」と宣言していたので、この先の展開が非常に楽しみです。第2話以降、話がどうなっていくのか分かりませんが、冷めたことを言えば、主人公が「倍返しだ！」と宣言している以上、どこかで倍返しを実現させるでしょう。

『水戸黄門』や『遠山の金さん』がそうであるように、娯楽作品として勧善懲悪を果たす物語の魅力は多くの人を惹きつけます。でも僕が注目したいと思ったのは、結果がどうなるかではなく、半沢たちがどのように試行錯誤するのだろうかというところです。相手は権力の権化。それに対して半沢たちは、どんな状況だろうと、左遷されようと、顧客のために考えや行動を尽くすという泥臭い哲学できっと向き合うのだと思います。確かそんな哲学を半沢が語っていました。でも、そんな武装船と泥の船のような戦い、倍返しどころか、等倍返しだって困難を極める道のはずです。

困難な道を行く時、避けて通れないのは、くじけない、諦めない、どうにかする、という根性のようなものを持ち続けるということだと思います。

印象的な人を思い出します。会社で明らかなパワーハラスメント、モラルハラスメントにあっていた人です。その人自身は元々、例えば人格に偏りがあるとか、無断欠勤をするとか、会社という組織に馴染みにくいような側面を持つ人ではありませんでした。それなのに、なぜだか部署で目の敵にされ、意地悪をしてくる上司の隣の机にされたり、難しい案件ばかりを担当させられたりと散々な目にあっていました。日々とても大変なので、昼休みは同僚と食事に行かず、空いている部屋で仮眠をとっていると、不調のように見えて気になるから仮眠を取るな、と言われたり、多忙続きでさすがに疲れていると、表情が暗いからもっと明るい表情で仕事しないと皆が心配するなど、どうにもならないことばかりを指摘されていました。

こう書くと、上司の言うことが非常識過ぎるので、さすがに馬鹿馬鹿しくて気にもならないだろうと思うかもしれません。でも、会社の一部署という閉じられた環境で、最も決定権のある人から言われ続けることは、頓珍漢《とんちんかん》な内容でも予想外に響いてしまうようで、その人はとても自分のことを否定的に捉えるようになっていました。

はじめのうちは、「同僚と一緒に昼食に出られない自分が悪いんです、表情も暗いみたいで申し訳ないです」と落ち込み、とても辛そうに日々を過ごしているようで、今にもくじけそうな印象でした。でも、その人は踏ん張っていました。もしも仕事に穴をあけるようなことがあれば、もっときついことを言われるに違いないので、毎日どうにか仕事をこなしていたのです。

それらの過程を聞くうちに、これ以上嫌なことを言われたくなくて踏ん張っているその人の仕事が、結果として上司に頓珍漢なことしか言わせないようにしているのではないかという話になりました。考えてみれば、その人の仕事に落ち度があれば、それがどんな不当に過酷な仕事であろうと落ち度は落ち度だ、と上司も責めることができたはずです。でも、その人が踏ん張り、なんとか仕事をこなしていたので、上司としては責めるところを見つけられず、苦し紛れに昼休みの仮眠や、表情そのものを責めの対象にするしかなかったのです。

状況を一緒に客観視できたその人は、閉じられた空間で自分の認識が知らないうちに偏ってしまっていたことに気づき、人事に相談することになりました。それまで何度か、人事に相談してみたらどうですか、と提案したことはありましたが、「自分が悪いので」と行動に移さなかったその人が、行動に移したのには驚きました。その結果、倍返しなんてわけではありませんでしたが、その人の職場環境は改善されました。

簡単に要約しましたが、その人はくじけそうになったり、諦めそうになりながら、ギリギリのところでどうにかしようと踏ん張りました。はじめから道がひらけていたわけではありません。

このことは、その人の話だけではなく、僕が現在携わる精神科の臨床の多くの場面で当てはまります。人間関係は会社だけではありません。家族関係がうまくいかない人の孤立感もまた、非常に深いです。若い人は学校、主婦の人はご近所など、それぞれの社会での困難さを、それぞれが独特に抱えています。それから、本来聞こえるはずがない声が聞こえるとか、周りから嫌がらせを受けているような気がするとか、周りの人と分かり合うのが容易ではない体験に悩む人も多くいます。

人が向き合う困難さに、ひとつとして同じものはありません。そして、それを緩める方法に正解はありません。時には、診察室や訪問先で、一緒に途方に暮れてしまいそうになることもあります。でも、くじけたり諦めたりしたくはないのです。その人の生きる力を支えられる僕の技術はまだまだ未熟で、限りがあります。でも、手持ちの駒でどうにかするしかない。それには地味でも地道でも考え、試行錯誤しながらやっていく以外ありません。

「倍返しだ！」というセリフに賛成というわけではなく、むしろ、やられてもやり返すというより地道に自分のすることをするだけ、倍返さないだ！ と言いたいくらいですが、半沢直樹のくじけなさ、諦めなさ、地道さでどうにかするという雰囲気には、静かに興奮しました。

居心地のいい場所

病院や診療所、クリニックなどは診療をする場所ですが、診察室での診療だけが素晴らしければ、ここちよくその場所に来たり帰ったり、居たりできるわけではありません。その場所に入ってきてから出ていくまでの流れが、実はとても大切です。

僕が尊敬しお手本にしたいと考えている、達人とも言える先生が開業されていたクリニックに数年前に見学に行った時のことです。僕はその先生のご著書を何度も読み勉強していたので、診療を見学させて頂けるなんて夢のようなことで緊張していました。

クリニックの大まかな構造は、受付があり、待合室があり、奥に診察室があるという、オーソドックスな形でした。でも、それまで自分が知っていたクリニックとは雰囲気が違ったのです。広い待合室や無造作に置かれた植物は、整えられすぎず、雑然としていて、不思議な安心感がありました。

恐らく、場所が整いすぎていないことは、なんとなく隠れ場所があるような、気を抜いて良いような気持ちにさせるのではないでしょうか。他にも、置いてある本は漫画主体で難しい本は見当たりませんでした。

そんな場所で訪れる人たちがどう過ごしているのか気になって診療の合間に待合室に出て、しばらく過ごしてみました。

まず、クリニックに入ってきた人たちは、受付で割と長く話をする人が多い印象でした。受付の人がまた、話を聞くのが上手で、来た人が今日は診療でこんな話をしようと思う、ということを聞きながら内容を整理するのを手伝っているようでした。ある程度話をしていると、表情がこわばっていた人もなんだか穏やかになるように見えました。そして、話し終えたら待合室で待つのですが、驚いたことにほとんどの人がソファで寝ているか、ダラダラしながら漫画を読んだりしていました。あんな、スーパー銭湯の休憩スペースのようなクリニックの待合室は見たことがありませんでした。順番になると先生が診察室から出てきて起こし、一緒に診察室に入っていきます。そして、診療が終わると、会計をしながらまた受付の人とまぁまぁ長い反省会をして皆帰っていきました。

その後先生に、待合室で体験したことをお話しすると、「受付である程度話せば緊張感もなくなるし、眠くもなるよね。だからみんな診療では元気なのかなぁ。僕は診療で大した話してないんだけど、受付と待合室でやわらかく緩んでいるんだろうね」と仰《おっしゃ》いました。

考えてみれば、ホテルでも美容院でも飲食店でも、その場所に入る時から出るまでの流れが大切です。ホテルの宿泊する部屋以外や、美容院で髪を切ってもらう以外の時間、飲食店での食事以外のサービスがあるからこそ、メインの良さが引き立つのだと思います。

そう考えると、今の僕の勤務先は反省すべき点が多くありそうです。僕は大学病院に勤務していますが、以前は、多くの診療科が入っている今の勤務先から少し離れた支店のような場所に精神科がありました。その後支店はなくなり、今の勤務先に統合されました。それ以降、待合室の雰囲気が大きく変わったのです。

もとの精神科は、待合室と受付は同じ場所にあり、受付とつながる場所に、看護師さんたちが電話対応や採血や点滴などの処置をする処置室がありました。外来医は、自分の担当する患者さんを自分の声で呼んでいたので、患者さんからすれば呼ばれるのをただ待っていれば良かったのです。多くの日で待ち時間が長くなってしまうので、待合室が混みすぎていなければ先ほどのクリニックのように、寝ている人も時々いたし、看護師さんの処置室の扉をノックして話の整理をしてほしいと言い、しばらく処置室で話をする人も少なくありませんでした。

その他にも、処置室に勝手に入って、隅っこの椅子にただ座っている人もいて、看護師さんが「どうしましたか？　お話ししましょうか」と聞くと、「ただ座ってるだけなので、いいです」と答える人もいたようです。ただ座っているだけならば待合室でも良いのではないかと思いそうになりますが、きっと、看護師さん、もしくは顔見知りの人が目の前にいる、それを感じている、ということが安心できる状態だったのでしょう。

大きな病院に統合されて以降は、そのような人肌の雰囲気を感じられる機会がかなり減ったと思います。まず、受付は待合室と離れた場所になってしまったので、診療の終わりに考えの整理のために受付の人と話をするような流れはなくなってしまいました。そして、患者さんを診察室に呼び込むのも、電光掲示板に番号が表示される形式になったので、無機質な待合室で、患者さんたちは電光掲示板に気を配っていなければならなくなりました。看護師さんと話して頭の中を整理したいと思っても、以前のように簡単に処置室に入っていける雰囲気ではありません。建物が新しく、洗練されすぎてしまっていて、なんとなく隙がない印象なのです。僕はせめて、診察室への案内だけでも自分の声でしたいと考えて、待合室まで呼びに行くようにしているのですが、ダラダラしている人もあまりいないし、診療前と後に担当医以外の人とコミュニケーションをするなどの流れが断ち切られてしまったように感じています。

このような違和感を持って働くうちに、少しずつ、自分が場所をつくるならばどんな感じが良いだろうと考えるようになりました。何はともあれ、その場所の待合室はとても大きいでしょう。

今のところの理想は、先ほども書きましたが、スーパー銭湯の休憩スペースのような雰囲気です。診療を待つ人は寝たりダラダラしていたりして、話したくなったら受付の人や看護師さんに気軽に声をかけられる風通しの良さは保ちたいです。漫画も良いですが、漫画が得意ではない人もいると思うので、小説も置いておきたいですね。ちなみに、そこは診療の予約がなくても来られるので、なんとなく気が向いたからという理由で来て、飽きたら帰るという人もいます。土が多い場所で、植物や作物を育てることもしたいです。土があるということ自体が、人が安心できる要素だと思うからです。良い土を育てて、植物は雑然と、悠々と存在していて、作物は自分たちで食べたり、売ったりできるといいです。それから、物事を頭の中だけで考えすぎていると不安に飲み込まれることも多いので、手作業をする場所も多彩にあれば良いのではないかと考えています。例えば、木工、陶芸、手芸などでしょうか。きっと色々な作業をしているうちに、驚くような作品もつくられるような気がします。そうなると、アートの場所としての可能性も広がるなぁ。

まだ何もしていない状況からこんな夢のような想像をするのは、見方によっては空虚な気もしますが、想像をするのは自由です。こういった、こんなこといいな、できたらいいなといったドラえもんのようなことを考えるのは、個人的には結構楽しいです。いや、考えるのはドラえもんではなくてドラえもん以外の人でした。ドラえもんは夢を叶えてくれる方でしたね。

普段問題だと感じていることから派生するこのような夢みたいなことが少しでも実現に近づくことがあったら嬉しいだろうなぁ。

ナースのAさん

僕は勤務先で精神科の訪問診療に従事しています。訪問診療には、外来のベテラン看護師さんと2人で行く仕組みになっています。診療先への移動は訪問診療用の小さな車があり、基本的には看護師さんに運転をしてもらって、僕は助手席でナビをしたり、訪問に行く人に連絡をしたり、情報をまとめたりする役割を担っています。

外来の看護師さんは、普段からたくさんの人の話を外来の処置室で聞いているので、みな話すのが上手です。特に、よく一緒に訪問診療に行くAさんは、気づくと処置室で畑の話で盛り上がったりしていて、話の舵取りの仕方がただ者ではなく信頼を置いていました。

僕が訪問診療チームに入って間もない頃のことです。その日は、前の先生から引き継いだ訪問先だけでなく、初めて会う人の家にも行くことになっていました。勤務先の病院では、訪問診療に行けるのは病院から30分圏内と決められていて、その人の家はその範囲ギリギリの位置にあったため、順番的に最後に訪問することになりました。

予定していた何人かの訪問は順調。いよいよ初めて会うその人の家に向かいます。考えてみればこれまでの人生、友人ではないどころか会ったこともない人の家を訪問することはほとんどなかったように思います。自宅に上がらせてもらうので、万に一つも失礼があってはいけないし、医療者然とした雰囲気が強すぎて圧力を与えてしまったりすることは絶対に避けなければなりません。僕は訪問車の中で緊張しながら、その人の事前情報を念入りに確認していました。

一方、隣で運転するAさんは、僕の緊張なんてまるで気に留めず、当時話題だったナスDの話をしています。僕はナスDのことを知らなかったのですが、それを言うと嬉々として、テレビの裏方さんなのに顔になかなか洗い流せない塗料を塗ったとか、とんでもない度数の酒を平然と飲んだなど、驚きのエピソードを語り続けています。僕は次の仕事のために精神統一したいのに、ナスDが、いや、ナースAがそうさせてくれません。

それにしてもなかなか着きません。車を走らせてからもうとっくに30分を過ぎているというのに、車は道路をまだまだ飛ばしています。え、飛ばしてる？　ふと気づくと、それまである程度信号で足止めされていたのが、足止めされずスムーズすぎる走行に切り替わっているような感じがします。

「あれ、これ高速じゃないですか？」

気づくのが遅かった……。訪問診療に行くのに高速道路に乗るなんて、今まで読んだどんな論文にも書いてありませんでした。Aさんは〝ノリノリ〟でナスDの話をしながら、〝ノリ〟で高速道路に〝乗り〟込んだのでした。外来での話の舵取り上手は、訪問診療では訪問車を思い切った方向に舵取りしていたのです。

でもこれはAさんのミスではもちろんありません。ナビ役の僕はこれから会う人への緊張で身も心もいっぱいいっぱいになりながら、ナスDトークに揺さぶられて、全く機能できていませんでした。というか、そんなことよりこのままでは箱根方面に向かってしまいます。勤務中に箱根……。からだ的にはすごくここちよいけど、規律的にはすごく良くない。2人で「あちゃ～」と言い合いながら、なんとか最後の人の家に到着し、「高速に乗っちゃいまして」なんて話しながらその日の訪問診療を終えました。

そんなAさんとの、去年最後の訪問診療はクリスマスイブでした。一件めの訪問先でのこと。普段は基本的に家から出ずに暮らしている人が、「さすがにクリスマスイブとかイベントの時になると、ちょっと出かけたくなる。出ないけどね」と話すのを聞いているとき、Aさんが突然ポケットから何かを取り出しました。そして、「メリークリスマスのあめちゃんです〜」と言いながらその人に、シークワーサー味のあめちゃんを渡していました。

これはなかなか難しいことで、我々は診療に行っているので何かプレゼントを渡すような立場ではありません。かといってその日はクリスマスイブ。無機質でももちろん違和感はありませんが、何かちょうど良いものがあると少し柔らかい雰囲気になりそうです。きっと感覚的にそう感じて、Aさんは訪問前にあめちゃんを忍ばせていたのでしょう。訪問車の走行記録を記載する台帳は頻繁に忘れて訪問に出かけるのに、あめちゃんは忘れないAさんをますます信頼しました。

それにしても、なぜクリスマスイブにシークワーサー味のあめちゃんを渡したのか。それを訪問車の中で聞くと「おいしいさぁ」と言いながらあめちゃんを一つくれました。確かに酸っぱくてスッとしておいしかったのですが、「おいしいさぁ」は沖縄の方言をなぞっているのか、いや、もしかして沖縄の守り神であるシーサーにかけているのではないかということが気になりました。でも、ナビと情報まとめが訪問車内での僕の仕事なので、今度こそはそれに徹して、シーサーの件は聞かないままでした。

その日、Aさんはみなにあめちゃんを配りました。訪問する先々で、思いのほか喜ばれ、僕はAさんの過不足ない気遣いに感動しました。

年が明けて緊急事態宣言下。病院で待合室に入らず、落ち着かない様子の人がいたので声をかけました。

「どうかしましたか」

「水筒にお茶入れてきてさっき飲んだら、カビの臭いと味がして。はぁ……。カビって飲んでも大丈夫?」

「一口二口なら、まず問題ないと思いますよ」

「そうなんだ……」

「安心できましたか?」

「………………」

不安なことが言葉にできない時、どうしたらいいのか分からなくなるのは当たり前です。

僕も僕で考えます。ああは言ったものの、カビって飲んでも大丈夫だよな。吸い込んで肺に入ってしまったわけではなく、飲んだのだから肺炎になったりはしないだろう。あ、口の中に不味い味は残っているかもしれないから、それが不快なのかな。でも、一口のお茶に入り込んだ少量のカビなんて胃酸がどうにかしてくれる。胃酸は強酸性。pHおよそ2。なめたらあかんぜよ。

ん？　なめたらあかん？

なめたらあ・か・ん〜、なめたらあ・か・ん〜

そうだ、あめちゃんだ！

僕は「ちょっと待っててくださいね」と言ってから部屋を出て、外来の処置室にいるAさんのところに行きました。そして、クリスマスイブに配っていたシークワーサー味のあめちゃんをもしも今持っていたら一つ欲しいとダメ元で頼んでみました。すると、「ラスイチで〜す」と言ってあめちゃんをくれました。え、いつも持ってるの？　という驚きに加え「ラスイチさぁ」と言わないところをみると、やっぱりクリスマスイブの「おいしいさぁ」はシーサーを意識した駄洒落かもしれないという疑惑が再燃しました。でもまたもや、そんなこと聞いている場合ではありません。急いで戻り、その人にあめちゃんを渡すと、その人はしばらく考え、かなり用心深くマスクの脇から飴を口に入れました。

「……。あ、酸っぱい。スッとする。味がする！」

「お口に合うといいですが」

「あぁ〜、良かった。違ったんだ」

「え、何がですか？」

「あのね、私ね、実はカビの味じゃなくて味覚がなくなったと思ったの。このご時世、味覚ないと、ほら……」

「あぁ、なるほど。それはとても心配でしたね」

まさか、シークワーサー味がこんな活躍の仕方をするとは思っていませんでした。この時のその人にとって、シークワーサー味は安心の味だったことでしょう。

それにしてもあのあめちゃんはどこに売っているんだろう。Aさんに聞いてみたら、「忘れたさぁ」と言いました。え、やっぱりシーサー関係ないの!?

加齢ということ

日々の仕事で、病院の中や、ご自宅に訪問して診療をしていると、当然ですが色々な年齢の人に出会います。10代の人から100歳くらいの人まで、人間には年相応の悩みが常にあるものだと改めて感じます。

未成年から社会人になるまでは、家と学校がその人を取り巻く主な社会です。だから、家族関係とか、学校での友人関係、成績の問題や部活での挫折などが話題になることが多いように思います。社会人になるまでの時期に、人間関係の紡ぎ方とか、生きていくのに必要な最低限の知識、知恵などを学んで人は社会に出ていきます。ただ、この段階で得る学びにも個人差とか偏りがそれぞれに生じ、それはその後の個性に大きく関連するものになります。

社会人になると、その人を取り巻く社会は、大きく広がります。どんな仕事に就くかとか、どのような人生設計をするかによって、取り巻く社会の色は人それぞれです。それぞれの社会に対して、それぞれの個性で向き合うことになるので、悩みは十人十色になります。一方で、社会が広がれども悩みの根幹を探ると共通しているものが見つかったりもします。圧倒的に多いと思うのは、人間関係の悩みや将来への不安です。社会人になっても、人は人と関係性を紡ぎながら生活をするわけで、人間関係の悩みは絶えないのです。また、社会人になると、人生をどう紡いでいくのかということも大きな課題になってきます。家族をつくるのかつくらないのか。どれくらい稼ぐのか。そのために、どのようなことをするのか。これらがうまく運ぶかどうか、同世代の人と比べて自分はどれくらい人生を楽しめているのか、なども、社会人以降の悩みの中核となるように思います。

社会人として熟していくと、やがて仕事を引退する時期がやってきます。例えば定年退職をしたり、定年がなくても、世代交代というのはどの世界にもあるものです。

それまで、学校などの小さな社会から、自分の周りの社会が広がることはあっても、しぼんでいくような流れはありませんでした。加齢に伴って、自分の立っている場所がどうしたって狭くなっていくという感覚が顕著になるのは、初の体験という人が多いはずです。同じ時期、子供がいる人には、その子供たちが独立して巣立っていくということも重なるかもしれません。

会社の中で立場ある仕事から解放され、子供の世話もしなくてよくなり、すっきりしたという感覚もあるかもしれませんが、きっと様々なものを喪失していくという寂しさのような感覚は否めないのではないでしょうか。

また、身体的には、筋肉が減り、骨が弱くなり、心肺機能が衰えるので、運動能力は明らかに減退します。精神的にも記憶力や集中力が低下したりして、日常の色々な場面でそれまでわけもなくできていたことに失敗するという体験も増えてきます。これもまた、喪失感につながるでしょう。次第に、自分がちっぽけな存在のように思えたりして、希望も感じられず、なんともいえない不安がこみ上げてきたりするかもしれません。


年齢によって悩みの雰囲気は異なります。これは、人間が生まれ、育ち、徐々に熟し、しぼんでいく、という植物のような流れに伴うものなのだと思います。もちろん、その人の悩みを詳しく聞くと、ひとつとして同じ悩みはないのですが、人生という流れの中で、世代によって根本的な事情が違うということはあるのです。

色々な世代の人の悩みを聞いていて思うのは、自分が経験したことがある世代のことは想像がしやすいという当たり前のことです。いくら年齢が離れていても、自分より若い人の悩みはなんとなく体感しやすい気がします。もちろん境遇は千差万別なので簡単ではないですが、じっくり想像すると断片だけでも体感できるような気がするのです。

現在40代前半の僕が未経験なのはやはり、しぼんでいくという過程です。植物で考えると、華麗に咲き、しぼんでいくという過程も素敵に思えます。でも、そのことでどうにも処理できない不安を抱く人がとても多いです。その人たちにどんなことが起きているのか、もっとしっかりと想像したい。そう思って、まずは精神医学的に加齢ということを捉えられるように調べ、考えた結果が先ほど書いた、運動能力や記憶力や集中力が低下し、社会的な喪失感も膨らみ、孤立していくという物語です。この視点は、はっきり言って辛いです。本当にこんな辛いことばかりなのだろうか。だとしたら希望を持つのが難しい……。実際に自分の知っている高齢の人のことを思い浮かべてみます。

どちらかというと過疎化した地域で暮らす70代の女性は、夫をなくして寂しいと頻回に口にしますが、笑顔には活力を感じさせ、普段は地域の同世代の人たちと軒先で畑を見ながらお茶をすることが日課です。

この人は地域の料理名人として名が通っていて、味噌や漬物など、郷土に伝わる保存食品を毎年仕込んでいます。また、地域の特集をするインターネットの番組にもレギュラーで出演して、極めてローカルな料理コーナーで活躍しています。僕が知っているどの料理家とも違う、土着的で自然体の個性が唯一無二の料理名人という雰囲気を漂わせているのです。この人は年齢的には高齢者と言えますが、辛そうな感じよりも円熟味のある知恵の持ち主で楽しそうな印象が強いです。

僕の祖父は90代。10年以上前に自宅で転んで頭を打ち、その影響で半身に軽度の麻痺があって思うように体を動かすことができません。さらに、原因不明の難聴で、補聴器をしていてもあまり人の話が聞こえないようです。でも、そのことは祖父にとって最も気になることではないようです。

祖父が最も気にしているのは、なぜか暦。暦をいつ何時でもパッと分かるようにしたいというこだわりを持ち続けています。スマートフォンなどを使うことができれば、いつの暦もすぐに分かるので覚えてもらおうとしましたが、説明する声があまり聞こえないみたいで、「分かった、ありがとう!」ととても大きな声で言いますが、実際は全然伝わっていません。これはもう諦めてもらうしかないかと思っていたところ、ある時、画用紙1枚を部分的に上から貼りかえたりするだけで通年で使えるカレンダーを自作し、入所している施設の支援職員さんを驚かせました。手法はあまりにもアナログ。でもその工夫は、すぐにデジタルに頼ってしまう我々には思いつくことが難しそうな、とんちの効いたものでした。不自由さがあるからこそ生まれるアイデアがあると言いますが、まさにそれで、自分にもこんな名もなき発明家のような血が流れていると思えることは嬉しいことでした。

医療者の先達にもひれ伏したくなる時が多くあります。僕の祖父もそうですが、年齢的には75歳以上の後期高齢者にあたるご年齢の範疇にありながら、臨床の前線に身を置いて診療を続ける尊敬する先生がいます。それくらいの年齢になれば達観し、終着点に到達したような雰囲気があっても良さそうなものですが、それは全くありません。円熟味というよりもむしろ、まだまだ技を身につけて、さらに多くの辛さを抱える人と向き合おうとする前のめりな気概を感じます。僕は一日中外来診療をして、どっと疲れて仕事が少し嫌になる時があるのですが、そんな時に「そんなもんなのか?」と発破《はっぱ》をかけられるような気持ちになります。倍ほどの年齢の先達にいまだに大きな刺激を頂いています。

さて、考え始めた時は、加齢という現象が恐ろしく思えましたが、本来高齢であるということは、様々な経験をし、修羅場を乗り越えたりしたからこそ持つ知恵があったり、身体機能の低下に伴って生じる生活の困難さに立ち向かったり、なじんでいったりする工夫を編み出すことのできる、敬われるべき状態だと思えました。何より、弱っているという印象がある高齢者が、思いのほか元気だったり、ユーモアや工夫に溢れていたりすることは、それを知る側に豊かで幸せな喜びと希望を与えてくれます。これからの加齢に伴う変化。楽しいことが多いといいです。

「嫌です」

医療の現場で働いていて、とても困った感覚に陥ることがあります。

先日、大学病院の中で無数に行われる会議の中で、今年度からメンバーに入らざるをえなくなった会議の初回が行われました。集まったメンバーの中で初参加は僕だけで、どんな形で行われる会議なのかもちろん分かりません。全員が集まってそろそろ始まるのかなと資料を眺めながら会が動き始めるのを待っていると、何人かの人から突っ込みが入るような形で「いやいや、黙ってないで始めてくださいよ」と言われました。

そんなことを言われても僕は初めての参加で何をどうしたら良いのか全く分かりません。思わずきょとんとしてしまっていると、「この場で医師は先生だけなので、会をまとめてください。始められないじゃないですか」とさらに言われました。一応しばらく考えましたが、分からないものはいくら考えても分からず、だんだん、なぜ初参加の自分が相談もなしにまとめ役をすることになっているんだろうと、怒りの要素を含んだ疑問が湧いてきて思わず、「嫌です」と答えてしまいました。

言われた相手からすれば、僕の中に湧いた感情の説明はなく突然拒絶の表明をされたことになるので、今度は相手の人が面食らった感じになり、その日の会議は全員が終始苦笑いしているような、歯切れの悪い雰囲気に包まれてしまいました。

後日、この時に代わりにまとめ役をしてくれた人に、お礼と謝罪と、やり方を教えてくださいというお願いのメールを書きました。自分の拒絶的な態度のことはもちろん反省しています。でも一方で、あの時に湧いてきた疑問の感情はまだ胸の中に残っています。そもそも、なぜ医師が常にまとめ役をするという認識が共有されるのでしょうか。もちろん、昨年度までその会議で医師がまとめ役をしていて、僕はその人の後釜として配属されたという歴史が関係しているのは間違いありません。でも、初参加の僕が、医師だからという理由だけで初回からまとめ役を引き受けるのは、形として不自然な気がします。これにはきっと、会議というものの問題より、脈々と受け継がれてきている病院の中の文化のようなもっと大きな歴史が関係している気がします。

病院では一般的に、医師はヒエラルキーの頂点に君臨してきたと思います。確かに、診断して治療をする側面をもっぱら担うのは医師です。薬の処方や手術などの治療的な処置ができるのは、病院内では基本的に医師だけ。これらの技術や知識、資格を、病院での業務に生かすことはとても有意義で大切なことです。でも、それらが知らず知らずのうちに、揺るぎない権威を生じさせてしまっている側面があります。僕が勤務する大学病院の診察室でも、患者さんからの電話が入って連絡事項を伝えようとする看護師さんが、外来診療をする医師の後ろで話しかけるタイミングを見計らっていると、その医師が看護師さんに向けて「後ろに立つな！」「話しかけるな！」と怒鳴るという、驚くべき光景を目にしたことがあります。あんな一方的に、叱られるように物事を言われたら、それが理不尽な内容だとしても抗うのは簡単なことではないでしょう。その時も、何も悪くない看護師さんが医師に「すみません」と謝っていました。

挙げたのは一つの例に過ぎませんが、きっとこれまでこの例と相似形のようなことがたくさん積み重ねられているのだと思います。医師が頂点に立ち、それ以外の職種は物を言えず従うという、文字にすると極端すぎるように感じられる偏ったことが、半ば常識のように、病院で働く医療者に刻み込まれているような気がします。

そう考えると、会議でまとめ役をするのは無条件に医師だろう、という感覚になるのも当然の流れなのかもしれません。そして、当たり前のように君臨するそのヒエラルキーの存在に疑問を持ち、嫌悪感を感じる僕は、その嫌悪感を、突然口から出た「嫌です」という言葉にこめてしまったのかもしれません。それをしっかりと話し合えたらどんなに良かっただろうと今でも思います。そして、その場で「嫌です」と言い放ってしまえたのは、もしかしたら自分に、医師という立場の目に見えない強さがあったからなのではないか、と思えたりもして、まだぐるぐるしています。

この、もはや誰もが無意識的に抱きうる、医師を頂点とするピラミッドのような構造は、悩みを抱える患者さんという立場にある人のことを病院で考える時にも、視野を狭くしてしまう恐れがあります。

診断をして治療をする知識を最も多く持つ医師は、悩みを抱える人のことを最もよく分かると捉えられがちですが、実は全然そんなことはありません。僕が軸足を置く精神医療の分野では特に、その人の悩みを症状としてばかり見るのではなく、生活の中でどう困っているのかとか、じっくり相談できる人はいるのだろうかとか、病院に来る時の緊張感のある佇まいと日常的な緩みのある雰囲気の違いはどれほどだろうかとか、専門知識だけだと分かり切れない大切なことがたくさんあります。

そういったことは、権威的な医師よりも、他の職種の人や、隣人や地域の仲間、家族などの方が話しやすかったりするのが当然で、医師である僕はそれを共有したいと思いながら、自分が無条件に纏《まと》ってしまっている権威がそれを難しくさせてしまっているような気がして悲しくなります。でも、本当に注意していないと、すぐに話しにくい雰囲気が生じたり、専門家なんだからなんでも分かりますよね、教えてくださいと思われているような圧迫感を勝手に感じて焦り、自分の中にある医療的な視点だけで診断を下してしまいそうになります。

人のことを診断という形で評価なんてしたくない、人間は緻密で複雑なので、そんなに簡単に分かるはずがないと考えながら、診断をして治療を行う医師という立場に居続けることの矛盾を感じている僕ですが、数年前に出会ったオープンダイアローグというものに期待をして、そのトレーニングを受けています。

オープンダイアローグは、フィンランドの西ラップランドで生まれた対話実践の方法で、詳しい内容については分かりやすい本がいくつか出版されています。僕が惹かれていてみるのは、困っている人の話を、その人に関係する人たちみんなでまずは徹底的に聞いてみようというその姿勢です。そこには、医師になってからの教育で受けてきた、その人を診断するための知識や技術は存在せず、まずはその人の話を、専門職としてではなく人として聞いてみることが大切であるとされています。とはいえ、同じ話を聞いたとしても、友人や隣人、家族、看護師、心理師、医師など立場によって湧いてくる気持ちやアイデアが異なるのは当然です。

これまでの医療の形であれば、困っている人を医療的な視点で診断して、医師が治療によって、良いと思う方向に導くのが当たり前です。そこには、医師の意見と平等な程度に、それ以外の関係者の意見が反映されることは少なく、時にはご本人の意志さえ飛び越えて、医療的にこうするのが良いからこうします、という強引な方向づけが行われることだって珍しくありません。

でも、オープンダイアローグでは、医師は方針を立てる役割を与えられているわけではなく、医師も医師以外も、困っている人の話をよく聞き、感じ、湧いてきた気持ちや、こうしたらいいのではないかというアイデアをその場にまずは並べるということをします。そうしているうちに、ご本人がこうしたいという気持ちがはっきりしてくれれば、その気持ちに沿うようにどう動けるのか、ということをみんなでまた考えていくのです。

　そんなことをしていたら時間がかかって仕方ないと思ってしまうかもしれません。でも、人の困りごとにかかわったり、みんなで何かを話し合ったりすることって、そもそも時間がかかる一筋縄ではいかないものなのだと思います。そういうものだから仕方なかろう、話を進めていくのではなく、みんなの考えをぐるぐるまぜ合わせて何が生まれるのかみてみよう、くらいの構えが、平和に繫がることなのではないか、と最近考えています。そして、ここのところ、僕がやたらとモーニング娘。の『ザ☆ピ～ス！』を聴きたくなるのもそれと繫がっているかもしれません。あれは本当に素晴らしい曲です。

正月の当直

病院に勤務する多くの医師には、当直という業務があります。病院が稼働しているのは主に日中なので、従業員の大半は業務が終われば帰宅します。でも、病院には入院する人が生活する病棟があり、入院している人は帰宅しません。夜中も不調になる危険性が低くはないから入院しているわけです。だから、病棟にいる看護師さんや夜間の院内の安全を守る守衛さんとともに、医師も交代で泊まりの業務に従事します。

業務内容は病院によって異なりますが、必須なのは、入院している人たちが安全な夜を過ごせるようにすることです。僕もそうですが、夜って時々、きっかけなく不安な気持ちになったりします。そんな時に相談に乗れるように院内にい続けるのは大切なことです。

僕の今の勤務先では、入院中でなく外来通院をする人が夜に不調を感じた時も、電話で相談に乗れるようになっています。そして、あまりに不調が強い時には、夜間の救急外来に来ていただいて話をしたり、その日だけ使う薬を考えたり、帰れないほど不調な時には入院について相談したりもします。それから、救急車やその他の緊急の受診の相談にもなるべく乗れるような役割を担っています。今の勤務先の当直業務はなかなかに忙しいことが多いのです。もちろん、誰からも呼ばれなければすることはありません。そんな夜だってありますが、連絡を受けるためのＰＨＳがいつ鳴るかは全く予想ができないので、何度当直を経験しても緊張感が大きくほどけることはないのが現実的なところです。

病院に当直以外の従業員が勤務していないのは夜だけではありません。休日や祝日になると、夜だけでなく日中もその状態になります。今の勤務先は、休日の日直と当直は通しで入ることになっていて、それを日当直業務と言います。朝から翌日の朝までが日当直業務の勤務時間ということです。日曜日の日当直の担当になると、日曜日の朝から月曜日の朝まで日当直業務をして、そのまま月曜日の通常業務に突入することになるのです。こうやって書いてみると、思わず「キャァ!!」と声をあげたくなりますが、前述した通り、ずっと仕事をしているわけではないし、今の病院では業務量が多いため２人で泊まっているので、みんななんとかこなせています。

当直業務という側面で病院勤務の人の仕事を考える時、気持ちが圧倒的にざわざわするのは、ゴールデンウィーク、そして何と言っても年末年始です。ゴールデンウィークは連休ですが、連休でしかありません。他の月にも、大型ではない連休はあるので、毎年持ち回りで当番を回すしかないし、担当になった場合諦めもつきやすい実感があります。でも、年末年始はただの連休ではありません。その年を越し、新年を迎える瞬間をどう過ごすか、そして迎えた三が日で何をするかというのは、一般的に考えれば比較的重要なことだと思います。なんとなく家でだらだら過ごすのが毎年のことだから思い入れがない、という人もいるでしょう。でも、そもそもそれができるということがとても幸せなことかもしれません。病院に勤務している限りは、誰かが年末年始の業務を繋いでいかないといけません。毎年年末年始の日当直の当番が発表される頃になると、僕も含めた多くの同僚がそわそわし始めるのです。

問題は、一体その当番は誰が決めるのかということです。天からの啓示のように、シフトがどこからともなく降りてくるわけではありません。これまた病院によるわけですが、今の勤務先では、当直のシフトを組む当直表作成係という役割があります。一年を通して、当直表をつくり続ける大変な役割です。今年度が始まる前、ちょうど一年前頃のことです。それまで当直表作成係をしてくれていた偉大な人が異動することになりました。次の係を誰が担うのかというのは、しばしば囁《ささや》かれる話題になっていました。

次年度の色々な役割を話し合って決める日がやってきました。その時の一つのトピックが当直表作成係の決定でしたが、立候補を募っても誰からも手が挙がりません。引っ込み思案な人が多いから手を挙げないのか、係を避けたいゆえの沈黙なのか。漂っているのはやはり後者の気配です。でも、考えてみれば、やったこともないのに避けるのもどうなんだろう、もしかしたら面白いかもしれないじゃないか。時間が経つうちに、そんな発想が自分の中に湧いてきました。もしもタイムマシンがあったら、そんな思いを一瞬でも抱いた自分に、全力で待ったをかけたいです。スッと手を挙げて、当直表作成係に立候補すると、周囲から「おぉ」と声が上がりました。

束の間の英雄気分を味わいましたが、年度が替わってみるとその業務の過酷さを思い知りました。全員の希望を毎月反映しながら、不公平がないようにシフトを組むというのは、この世で自分に一番向いていない作業なのではないかと今でも思います。何度もアプリや代行業者を探しましたが、自分の病院のシフト作りにぴったりのアプリは見つからず、むしろ使った方が面倒なことになったり、業者に委託しようと探せば高額だったりで、結局地道に取り組むしかないことを思い知りました。でも、地道に取り組めば、いつかはシフトを組めるという当たり前のことも体感できました。気がすすまないことでも地道にやることが何より近道かもしれないという経験は、こういうことでもないと得られないかもしれません。そんな発想の転換をして自分を鼓舞しながら、業務がやっと板についてきた頃、年末年始のシフトを作る時期が到来しました。

希望を募ると、「年末年始に合わせて冬休みをいただきます」という内容のメールがどしどし送られてきました。僕は今まで年末年始の休み希望を出したことがなかったのですが、皆こんなにも出していたのか……。なんだか損をしてきたような気分になりました。でも、そうかと思えば「大晦日は恒例の勤務を希望します」と、救いをもたらしてくれるメールをくれる人もいました。そういえばあの先生は毎年大晦日に勤務され、業務の合間に鍋を作ってくれるらしいという噂を聞いたことがあるのを思い出しました。なんて徳の高い人なんでしょう。

シフトを組み始めると、どうやら皆年始に働きたいと思わないみたいで、三が日の候補者が絶望的に足りないことが判明しました。僕は三が日の当番を何度かしたことがあるのですが、多くはＰＨＳが鳴り止まない忙しい日でした。恐らくその認識は共通のものだし、何しろ三が日でもあるわけで、休み希望を出すならそこだと考えるのも無理はないと思います。でも、シフトは埋めないといけません。エクセルとにらめっこしながら、途中気分転換に院内を散歩したりもしてどうしようか考えて、結局自分で元日と3日に当番をすることにしました。三が日のうち2日間に「星野」と自分で入力した時の決意はなかなかのものでした。当直表の中でも、その部分からは迫力が感じられるだろうと思っていたのですが、発表してみると、気づく人はほとんどいませんでした。

年が明けて今年が始まり、早速の仕事始め。通勤してみて感じたのは、それまで経験した三が日の勤務の日と気分が違うことでした。それまでは、三が日なのに勤務か、嫌だなぁという気持ちが大きかったので、無意識的に口をついて出る言葉は「あーあ」とか「はぁ」とか、どちらかというと後ろ向きな雰囲気を帯びていました。でも、今年はなんだか気持ちが前向きだったのです。これまでの傾向を考えるときっと忙しいだろうけど、せっかくだから楽しむぞ、くらいの気持ちが湧いていて、ともに当番になった人とも「やったりましょう！」と言い合っていました。

結果、予想通りとても忙しく、PHSが鳴り続けた2日間になり、2人でも補い切れない業務が重なる時間もあって、1月3日の夕食はとれずじまいでした。でも、救急外来に来た人とじっくり話したり、新年の挨拶をかわしたりして、振り返れば充実した時間になったと思います。

これまでの三が日の勤務と今年で違うのは、自分で決めた勤務だったということです。自分で決めると誰のせいにもできないので、楽しむしかなくなるのかもしれません。今まで、流されるままに生きてきた自分にとって、この感覚を体感したことは多分とても貴重です。やはり、当直表作成係に立候補して良かったなぁ。ありがとう。あの時の自分。

2章　曖昧なものを体感する

曖昧なものを体感する

一般的な医療のイメージといえば、診断することと治療することだと思います。例えば、頭痛とか発熱とか怪我とか、何かしらの症状があったとすると、その症状が何に起因するものかはっきりさせることが診断です。そのために、話を聞き、視診や聴診などの身体診察をしたり、採血をしたりレントゲンを撮ったり、場合によっては内視鏡など、もう少し体に負担がかかるような検査をすることもあります。検査をして、科学的に裏付けされた診断名を突き止めたら、その原因を除去するために策を講じます。これが治療です。

精神科での診療が難しく、同時に興味深いのは、身体的な診療科と比べて診断の科学的根拠が著しく得にくいということです。精神科診療においては多くの場合、診断の材料になるのはその人のお話や、見た目や雰囲気など、数値や画像などにあらわしきれないものです。でも実は、それらから得られる情報はとてもたくさんあります。

まずは、今どういうことで悩んでいるのかを掘り下げることが重要です。落ち込んでいるとか、考えがまとまらないとか、眠れないとか、食欲がわかないとか、色々なキーワードから深めていくと、その悩みの程度や持続している期間、きっかけになった出来事など、少しずつその人がその時点で感じている世界が分かりはじめます。

さらにその人への理解を立体的にするためには、その人の歴史を知る必要があります。生まれてから今まで、その人にはどのような物語があったのか。それが感じられると、長い年月で培われたその人の人となりが少しずつ掴めていくのです。そうすると、ある出来事が起こって、「自分だったらこうは感じないけど、こんな物語を経てきた人だったらそりゃぁとても不安になるよなぁ」など、その人のことを複雑に想像できるようになります。

このように、お話をして得られる様々な情報から患者さんに対する想像力を深めていくことが、精神科での診療と言えます。ここには、身体科診療で得られる検査結果のようなはっきりとした根拠はほとんどないので、当然独りよがりになってはいけません。自分の抱いた想像で合っているか相手に確認しながら焦らずに対話を進めることが大切です。

人はそれぞれ違う、ということを考えると、診療をマニュアル化することはできません。マニュアル的なものには頼らず、目の前の人に合わせて向き合い方を工夫していくことが、丁寧な対話を生む地味なコツと言えます。

かといって、心理臨床に携わる人がなんの拠り所もなく、ただ丁寧さを心がけているのかというとそういうわけではありません。心理臨床に携わる多くの人は、精神医学や心理学など、心の仕組みやあり方について体系化された学問を下地にしているのです。

ただ、ここでまたややこしいのが、心の仕組みと言ってはみたものの、そもそもの心自体が目に見えたり聞こえたり、五感ではっきりと感じられるような実体があるものではないということです。それなのに、心は確実に存在しているのです。現代でも、脳の状態を色々な方法で測定して、その結果をもとに精神疾患としての診断を行うなど、心の臨床を科学に寄せていく試みは研究され続けています。これがもっとずっと発展したら、曖昧模糊とした心の形を科学的に解明できるかもしれません。

でも、現代の段階だとまだ、実体が全然摑めないものの一側面だけを検査結果としてグラフにしているようなもので、その人の心を把握するという高みには到達できていません。それなのに、グラフなどの分かりやすい形で表現されると、あたかも全てが分かったような気になってしまうのが人間の性です。そしてもしも、それだけで心の形を分かったようなつもりになると、それ以上相手のことを知ろうとしないことにつながるようにも思えます。だからまだしばらくの間は、心とはいくら知ろうとしても摑みきれないものなのだ、という認識を留めておくことは必要なことだと感じています。

心のような、五感で簡単に捉えることはできないのに間違いなく存在している、というひっそりとしたあり方に、僕は魅了されます。心の他にも、醱酵《はっこう》に関する知見を深めたり想像したりすることに、多くの人よりも強いときめきを覚えるのですが、恐らくそれも同じ理由です。醱酵の主役である菌たちは全く目には見えないのに、確実に存在していて、それぞれの働きをしています。

『もやしもん』という漫画があります。この作品の主人公は、菌やウイルスの姿が目に見えるという特殊能力を持った農大生で、様々な醱酵に関する話に紐づけられながら、学園ドラマが展開されます。作中、菌たちは顕微鏡で見られる実際の姿を元《もと》にキャラクター化されているので、僕はこの作品を読んでから、自分の周りには無数のかわいい菌たちがいるというイメージを格段に持ちやすくなりました。これは、精神医学や心理学を軸にして、実体のない心を摑もうとするのに似ていて、『もやしもん』で描かれる世界を軸に、五感のどれでも捉えられない菌の存在を体感できやすくなったのだと思います。

こう書いていると、なんだか気づかぬうちにだんだん非科学的な怪しさが増していくようですが、感じられなかったものが感じられるようになると、自分を取り囲む世界が、より細かく捉えられ、知らなかった景色が見られるようで、とても豊かな気分になります。

我々が生きているこの世界は、目に見えたり、簡単に認識できるものばかりで構成されているわけでは決してありません。確固たる実体のあるものの間にある、曖昧なものを体感するというのは、見失っているかもしれない大切なものを、なんとなく感じ取る機会になるのかもしれません。

ラッキーさん

密室では、人の思いもよらない言動に遭遇しやすいです。診察室も密室と言えます。来る人は、他で言えない話をすることもあり、誰かに聞かれたり、どこかに広まったり、言った内容を戒められたりしないことが約束されていることはとても重要なことです。診療の場合、安全を保証する意味で密室性は必須なのです。

一方、このように意味を持たせて密室性を確保するのではなく、構造上の理由でどうしても密室性が生じる場合もあります。例えば、タクシー。タクシーを利用する目的は、速やかで快適な移動です。必ずしも密室である必要はなく、速やかさと快適さが保たれるならばきっと、密室性の低い大きめの乗り合いの車でも問題はないはずです。ただ、実際に速やかさと快適さを担保しようとすると、乗用車程度の大きさの車での個別移動という構造が今のところ恐らく最適なので、結果として密室性が生じることになります。

僕はタクシーが好きです。その理由はもちろん速やかさと快適さが大きいのですが、その他に、時折思いもよらず、心を良い方向にかき乱してくれる運転手さんに出会えるということがあります。本来、運転手さんとのやりとりは、行き先とか運賃のことだけで事足りるはずですが、密室でしばらく過ごすわけで、実際はしばしばそれ以外のコミュニケーションが生まれます。これは、元々のタクシーの機能からすると無駄な要素ですが、無駄と思えるものに豊かさが宿るのは世の常。ほとんど一期一会の運転手さんとのやりとりが生み出すハプニング的な体験は、狙って得られるものではありません。僕は一時期、自分が体験したタクシーでの貴重なエピソードたちを書き留めていました。まずはその一部をご紹介します。

1人目。病院から駅まで10分ほどの道のりを何度か運んでもらった運転手さんはかなりの早口で、ＳＦオタクでした。乗るたびに、その時期の社会問題や天気の話にＳＦ風味を少々加え、独特に調理しながら話してくれます。ＳＦには僕も興味があって、話もかなり面白かったと思いますが、何しろ驚くほどの早口。明らかに情報過多で、結局細かい話は一つも覚えていません。唯一記憶に強く残っているのは、降車時に聞ける毎回おきまりの文句です。タイミングは、支払いの直前。「月刊『ムー』をぜぇひ買ってください。ちょうどそう、これくらいの値段」。そう言いながら、1000円弱の料金メーターを指差すのでした。

2人目。個人タクシーに誇りを持つおじさんは、「個人タクシーと他のタクシーの料金が一緒なのっておかしいよね。個人タクシーは経験値が全然違うから。別物別物」と豪語しながら僕に道案内を頼みます。特に道は覚えていないようです。そして、僕の「次、右です」などの「す」にかぶさるくらいのタイミングで「右っぽいな」、と自分の勘が働いているようなことを言い続けました。そして最後、「ここで降ろしてください」と言うと、「だと思った。ね、個人タクシーはすごいでしょ」と得意げでした。言い切られると妙な説得力があるものだと思いました。

3人目。山の方にある施設に行くときには、おっとりした雰囲気のおばちゃん運転手さんが、今にもドリフトしそうな勢いで高尾山の険しい山道を攻めていました。まるで、『頭文字《イニシャル》D』。ものの例えではなく、本当にめまいがしました。

4人目。入り組んだ住宅街の裏道を通る時、きわどいカーブやすれ違いの時に必ず「オーライオーライ」と呪文のように唱え、無事その難関をクリアすると「シュゥイィン」と呟く運転手さん。おまじないと、ミッションが達成された時の効果音を演出することで独特の集中力の高めかたを編み出しているようでした。降りぎわ、それはおまじないですか、と聞いたところ、ただ「オーライオーライ」とだけ返事がありました。それ以来、僕も困難に直面した時は「オーライオーライ」の呪文を唱えるようになっています。

どうですか。ざっと挙げただけでもこの多彩さ。書いているだけでワクワクします。でも、ここのところ、タクシーに乗ってもなかなか心揺さぶられる出会いはありませんでした。これも、余裕が少なくなりつつある世情が関係しているのだろうかと考えてみたり。そして、そのような運転手さんとの出会いを期待することすら忘れかけていた頃のこと、また新たな出会いがありました。

久々に対面で仕事の打ち合わせをして、ビールを1杯飲み、直接話せるのはやっぱりいいですね、なんて言いながら3人でタクシーで帰ることにした時のことです。目の前にいたタクシーに合図してドアを開けてもらい、一応密になりすぎないために、僕ともう1人は後部座席、残った1人が助手席に乗ることになりました。

行き先を告げようとしたのですが、運転手さんは助手席に置いてあった自分の荷物を片付けるのに必死で、なかなか話しかけられません。そんな中、「後ろ、広く使ってください」と運転手さんの席を思いっきり前にずらしてくれたのですが、明らかに運転に差し支えがありそうな極端なずらし方だったので、「運転が大切なのでぜひ戻してください」と言ったところ、ぶつかったら膝のお皿が割れるのではないかというくらいの勢いで座席が戻ってきました。やっと行き先を告げようとすると、言い切る前に「分かりました」と言って発車。その直後、後部座席の左に座っていた人が「危ない！」と声をあげるので見てみると、ドアが開いたままでした。

「あ、すみません」と急停車してドアを閉めてくれた時、ふと見た目の前の信号は赤信号。それを指摘すると、「赤信号でも急いでいる人は行ってほしいと仰るので」と、気を遣ってくれたことが分かりました。でも多分、赤信号だけど行ってほしいというのは、走行中にギリギリ赤になりそうという状況の時のはずです。赤信号で停車時に敢《あ》えて進めというわけではないのでは、と話すと、「あぁそうでしたか、すみません、ラッキー2日目で」と言います。ラッキー2日目？　どういうことか聞くと、今のタクシー会社に入ったばかりだったことを教えてくれました。まぁ、運転手さんになって2日目だったら緊張しますよね、なんて我々が言い合っていると、「運転手歴は長いんですよ。前のところからリストラされたけど、再就職できてラッキーなんです」とのこと。運転手歴、長いのか……。

物悲しいのか面白いのかいよいよ分からなくなり、車内の雰囲気は混沌に向かいます。青信号になっていざ出発という時、ふと運転手さんの方を見た助手席の人が「荷物大丈夫ですか?」と聞きました。なんと、さっき焦って整理していた荷物を右手で抱えながら運転しようとしていたみたいで、指摘されたことでまた焦ってしまいあたふた。そうするうちに後ろの車からクラクションが鳴ります。こうなったらもう、気分はワンチームです。ラッキーさんの荷物は助手席の人が持ち、後ろの車には後部座席の我々が謝罪のジェスチャーをして、「僕らはゆったり系だから焦らなくて大丈夫ですよ、安全運転でいきましょう」と、一致団結して出発しました。

無事到着することだけを考え、ナビをしたり、早めに右折車線に行きましょうと助言をしたりと、全員で集中してラッキーさんを支えました。途中、「マスクがなければ30円でお売りしますよ。後ろにもステッカーが貼ってありますが」と教えてくれましたが、そのステッカーは逆さに貼ってありました。なんとか到着した時、「ご乗車ありがとうございます、ラッキー◯◯◯でした」と、自分の名前と有名振付師の名前をかけた渾身のギャグを放り込まれましたが、到着した安堵感で気が抜けていたからか、僕らの誰も反応できませんでした。

これ以降、同じメンバーで再会する時は、頻繁にラッキーさんの話になります。危機をともに乗り越えたからか連帯感も強くなり、ラッキーさんには感謝だねと言い合っています。ドアを閉めず密室性が崩れたり、目的地に速やかに到着したとは言い難かったけど、タクシーに同乗するだけで絆を深めてくれる運転手さんなんて他にいないはずです。ラッキーさん、またどこかで会いたいです。

杜氏と菌とオペラ

去年観て、まだ鮮烈に記憶に刻まれている演劇体験があります。それは、180人の小学生による、酒造りをテーマにしたオペラです。多分こう書いただけでは疑問点が多すぎて全然伝わらないと思いますが、本当に素晴らしい作品でした。

180人もの小学生がどこにいたかというと、広島県西条《さいじょう》にある西条小学校です。西条にはいくつもの酒蔵があり、酒都と呼ばれていますが、この酒都にあるマンモス小学校ならではの作品が、オペラ『白壁の街』です。劇中、セリフを喋ることは一度もなく、全編、演奏隊による音楽と、舞台上のキャストによる歌唱で構成されています。恐らくそれが、オペラという冠の所以《ゆえん》だと思います。

僕が『白壁の街』を観劇できたきっかけは、広島杜氏組合の組合長、石川達也杜氏との出会いです。石川杜氏の造る酒の大ファンだった僕は、ご縁あり、全くの異業種にもかかわらず数年前から石川杜氏と酒席をともにするなど、とても光栄な時間に恵まれています。

石川杜氏は、江戸時代に完成した生酛《きもと》造りという酒造りの技術の名人です。江戸時代には微生物の存在が知られておらず、醗酵のメカニズムは明らかになっていませんでした。もちろん、温度や湿度を管理する機械もありません。そんな環境で、複雑な酒造りの工程を完成させた江戸時代の人たちは本当に神がかっています。先人たちの偉業に思いを馳せながら、その伝統を後世に伝えることは、酒造りを通しての石川杜氏の信条とするところです。

石川杜氏とお話しするようになって、僕は自分の従事する精神医療と酒造りの共通点を感じるようになりました。

酒造りの主役は菌です。その工程の中で、しかるべき菌がしかるべき時に活動することが何度か繋がると、醗酵の結果である酒が生まれます。でも、菌は無数にいるので、あるタイミングでしかるべき菌だけが活動するという状況にするのは難しいことです。現代の酒造りでは、温度や湿度を機械で管理することで、菌の活動をコントロールします。

一方生酛造りでは、機械による管理は基本的に行いません。江戸時代には機械がなかったので、機械管理はなくて当然ではありますが、これはとても難しい技術です。酒造りにおける人間の役割は、酸酵の主役である菌が活動しやすい環境を最大限に整えることですが、温度や湿度などを機械なしで調整するには限界があります。だから生酛造りでは、他の製法にはない、過酷で手間のかかる工程があります。この自然を調整しようとしない、技術的には格段に難しい造りがうまくいくと、飲む人の体に無理のない酒が生まれるのです。そんな酒が僕は大好きです。

精神医療においては、主役は患者さんで、医療者は脇役です。なるべく無理のないかかわりを心がけることは、決して効率的ではありませんが、その方が患者さんは楽なのではないかと日々感じている僕にとって、石川杜氏の酒造りには学ぶところがたくさんあります。そんな石川杜氏が、オペラ『白壁の街』の本番1ヵ月前に6年生180人に向けて、酒造りにおける協働することの大切さ、自分ではない他人や菌を尊重する必要性、伝統を重んじる心などを伝えるために特別授業をしに行くということを聞き、作品の存在を知ったのです。

上演当日、感動は期待を大きく上回りました。背中に「酒」と書かれた法被《はっぴ》を着た小学生たちが、決して簡単ではない楽曲を相当高いレベルで演奏し、歌い、踊っていました。

皆が必死で、まるで酒を醸す小さな微生物たちのように見えたりもして、かわいく尊い。西条小学校の児童たちは、6年生でこの作品を上演するために、学年が上がるごとに様々な形で酒造りのことを学んでいるそうで、地域の特性に根ざした教育が結実しているさまにも胸が震えました。

それから1年が経過した2020年、その間に新型コロナウイルスはあらゆるところに影響をもたらしました。西条の酒まつりも例外ではなく、その年はオンラインでの開催となると告知が出ました。僕はそれを見て真っ先に、オペラ『白壁の街』はどうなってしまうのかと心配になり、石川杜氏や音楽の先生に連絡をしました。作品は今年で40代目。40年も続いた伝統的な作品の上演にもしも穴があくことがあったら、それは大事件に違いないと思ったのです。

でも、僕の心配は幸い外れ、作品はオンラインで上演されることになりました。お客の前で上演することはできなくなったけど、オンラインということは世界に発信できるから、世界中に届くように練習しよう、と児童たちに話すと、エネルギーに溢れた元気玉のような「はい！」という返事が返ってくるという話を音楽の先生から聞いて、なんだか勇気をもらったような気持ちになりました。作品は収録され、数日後に公開されるという流れでしたが、先日ついに収録の日を迎えたそうで、また気になって先生に連絡をしたところ、収録当日に、最後の盛り上がりを飾るソロ曲を歌う杜氏役の人が喉を壊してしまい美声を響かせられなくなったと聞きました。でも、その日に咄嗟《とっさ》に出たアイデアを実践したところ、とてもよかったので楽しみにしていてくださいとも言われました。

数日後、公開された作品を観ると、ところどころ演出が変わっていたり、曲目が増えていたりと、去年からのファンである僕には嬉しい展開がありました。そして件のシーン。確かに杜氏役の人は喉が辛そうです。どうなるのかと思っていたら、そのソロ曲を、演奏隊を含めた今年の6年生160人が合唱しています。重なった声が大きな情動の塊になってぶつかってくるようで、それだけで泣きそう。しかもサビでは2つのパートに分かれてハーモニーを奏でています。もともと合唱やコーラスグループが好きな僕は、心を完全に奪われました。でも、当日急に合唱することになったということは、歌う予定のなかった杜氏役以外の人たちがみんな、その曲の歌詞を覚えていたことになります。全力で作品に向き合っていたことを証明するような目の前の出来事に、祈りのような尊さを感じました。

オンラインで観劇後、気持ちが昂《たかぶ》ったまま音楽の先生に電話をしたら、その日は担任の先生たちもとても感動していたようで、終演後の集まりで児童の前で話す時に、号泣して何も言葉にならなかった先生もいたそうです。新型コロナの影響で開催さえ危ぶまれながら、世界中に発信だと稽古に励み、最後の最重要シーンが急に脅かされた危機をみんなで圧巻のラストシーンに転換した２０２０年版『白壁の街』。逆境を力に変えた物語。号泣して当然だろうと僕も思いました。

でも、音楽の先生によると、号泣する先生がなんとか言葉を紡ごうと、「もう……、今日は……」と言った直後に、話を聞いている児童たちは、「宿題なし！」と言って大笑いしていたそうです。感動の物語を構築して、それに酔っていたのは大人だけで、上演前にあまりに緊張していた子供たちは終演後、あまりにあっけらかんとしていたという素敵な話を聞いて、「いまここ」を生きるとはこういうことだ、とても大切な気づきを与えられたようでした。

自分にむいていること

「自分にはむいていることなんて何ひとつなくて嫌になります」

診察室でこんな話をする人が結構多くいます。それを聞くたびに僕も、自分にむいていることは何なのだろうかと思いますが、考えれば考えるほど思い当たりません。色々なことに興味を持って、心の赴《おもむ》くままに手をつけてはみるのですが、ほとんどのことが続かないのです。考えていて浮かんだのは、何かすることを続けられるというのはそれだけで、むいている、ということの一つの形なのではないかということです。

何かしらのことを長く続けられるのは、それをするのが少なくとも苦痛ではないということだと思います。もちろん、その時々で大変さとか負担はあると思うのですが、根本的には、比較的からだに馴染むことでないと、途中でやめたくなるのではないかと思うのです。これが多分、むいている、ということと近いのだと思います。

時々、子供の頃から人より明らかに絵が上手かったり、楽器が弾けたりする人がいますが、ああいった人たちは、生業にするかどうかは別として、ふとした時に絵を描いたり演奏したりするなど何かしらの形で続けていたり、絵画や音楽鑑賞がとても好きだったりすることが多い気がします。それはやはり、もともとうまくできるので、行うことが苦痛ではないということが関係していそうです。

ではなぜ人によって、続けることが苦痛ではないことが違うのでしょうか。これは、色々な感覚の解像度が人によって違うことが関係しているのではないかと思います。

例えば色彩感覚や物事を立体的に捉える感覚が優れているならば、それを描写したり、色とりどりのものを見ることが楽しく感じられるだろうし、音感が良かったり複雑に鳴っている音たちを細かく聞き分けることができるならば、音楽を聴く時の喜びが人より多かったり、楽器の上達が人より早くて馴染みやすくなるような気がします。

実際に僕が高校の時に一緒にバンドを組んでいて、現在はジャズピアニストとして大活躍している人がいるのですが、彼の楽器の上達の早さは群を抜いていました。ギターを始めて1年足らずで、ほとんどのテクニックを身につけていたし、僕が合っている音程だと思って歌っている時に「半音のさらに半音くらいずれている気がする」などの指摘をしてくれていました。ピアノの隣り合う白鍵と黒鍵の差が半音なので、ピアノでは表現できないほど微妙なずれを瞬時に聞き分けていたことになります。そんな彼は、間違いなく音楽を奏でることがむいていた、と言えるでしょう。

自分にむいていることはどんなことだろう、と思いながら昔を回想します。思い出すのは、小・中学生の頃に時々、体育の先生や部活のコーチに「君は転びそうで転ばないから体幹が強いんだね」と言われていたことです。体幹の強さを生かして今まで何かを続けているということは実際にはないのですが、思い当たるエピソードが一つありました。

小学生の頃、僕は肥満度がとても高く、あだ名も単純にそれを表すあだ名でした。その頃は外見のことなんてまるで気にしていなかったので、肥満度が高いことも、それを表すあだ名も嫌ではありませんでした。結果として、人によっては気にやみそうなことをモノともしない明るい奴、という認識を皆にされていて、友人はとても多かったように思います。

ある時、相撲部屋に体験稽古に行くという友人に、肥満度が高いという理由だけで「一緒に行こうぜ」と誘われました。もちろん二つ返事で行くことを決めて当日。僕は、その相撲部屋で「君はすごく筋がいいな、ちょっと通ってみないか」と褒められて勧誘までされました。誘ってくれた友人にはそのような言葉はなく、付き添いで行った僕だけ勧誘されたというのは、体験稽古で指導してくれた部屋の人は、僕が大人から何度か言われていた体幹の強さを見抜いたのかもしれません。

僕はそれから、褒められたことが嬉しくて、半年ほどは自宅でもまわしを装着して過ごしていました。4人家族でしたが、4人の食卓にひとり半裸の小学生が交じっているという絵は、客観的にみたらかなり滑稽《こっけい》だったと思います。結局相撲も続けることはしませんでしたが、子供ながらに稽古は比較的楽しかったように思います。あの時、相撲を続ける選択をしていたら……。ただ、これも続いていないし、むいているとは全く言えません。

そう言えば、これまた小学生の頃、とんでもなくモテた時期がありました。4年生の時のバレンタインデーでは、クラスに12人いた女性のうち、11人からチョコレートをもらったのです。その後の人生の全てのバレンタインデーを合算しても、11個に満たないことを考えると、この時期が特殊だったと言えます。その時に言われたのが、「星野は優しいから好き」という、生涯忘れたくない言葉でした。

小学校4年生くらいだと、足が速いとか目立つとかがモテの要素だと思いますが、優しいという、小学生にしては非常に渋い理由で一時的な人気を博したのです。自分では優しくしているという自覚はありませんでしたが、思い返してみると確かに、転校生とか、そうでなくてもひとりでポツンといるような人に積極的に話しかけたりはしていました。もしかしたら、孤立の辛さを想像することが人よりも少しできていたのかもしれません。

こう考えると、今まさに、人の孤立について思いを巡らせ、そうならないようにどうにかできないかということを日々考え、仕事にしています。これはもしかしたら、人間関係の中でずっと続けていることかもしれません。そうか、なんだか地味だけど、これが自分にむいていることで、精神医療や福祉とかかわることを前のめりな姿勢で続けられるのは、それが自分にむいているからかもしれない。あれ、なんだか、小学校の時のモテの回想をしていたら、いつもは自虐的になることが多い自分に、肯定的な思考が芽生えてきました。嬉しい新感覚です。

『ゴールドベルク変奏曲』

芸術の秋という言葉があるからか、秋になると毎年のように思い出す、大学生の時の友人との音楽体験があります。僕は中学の頃から急に、音楽を聴く時間が増えました。それまでは流行りの音楽さえほとんど知らなかったのですが、中学時代の友人にハードロックやメタルの音楽を教わり、その極端な世界観に夢中になっていったのです。でも今思えば、音楽自体に惹かれていたのか、振る舞いやいでたちの極端さに惹かれていたのか判断できません。極端な表現というのはインパクトが強いので、それが好きな自分という自己像を自他に対して明示しやすいと思われます。10代の多くの人と同じようにアイデンティティが不安定すぎた当時の自分は、極端な表現を好むという行為に、一つの分かりやすい自己像を無意識的に求めていたのかもしれません。

大学に入学する頃までには、ハードロックやメタル以外の音楽もたくさん聴いたし、文学や演劇も知り始めました。その頃僕がいいなぁと思っていたアーティストは、ジェームス・ブラウン、フレディ・マーキュリー、矢沢永吉、寺山修司などでした。なんでしょう、この音楽や表現の内容のまとまりのなさは。でも、挙げた有名人たちを極端さというキーワードでまとめてみると、なんとなくしっくりくる気がします。当時の僕は、自分の好きなものたちがそんなキーワードで繋がっているなんて思っていませんでした。さらに文化的側面だけではなく、その頃は服装も極端というか奇抜なものでした。例えば、時々テレビの再放送で観ていたドラマ『西部警察』の人たちがかけているようなティアドロップ型のサングラスに、映画『田園に死す』の主人公を意識したハーフコート、千鳥格子柄のパンツに足元は下駄を履き、小さくて四角い手提げかばんの中に寺山修司の詩集を入れているというのが、自分の中の定番スタイルだった気がします。医学部に通う人たちというのは、一般的に思い描かれるよりも色々な人たちがいて、みなが堅くて真面目そうというわけではありませんが、僕はそれでもかなり浮いていたと思います。しかも、浮いていることをどこか嬉しく思い、いきいきと振る舞っていました。

多分浮いていたからだと思うのですが、入学してしばらくは仲の良い友人もできませんでした。ある時、そんな僕の目の前に一人の男が突然立ちはだかりました。彼は映画『12

人の優しい日本人』に出てくる豊川悦司に、さらに大さじ2杯分ほどのチンピラ味を足したような外見で、いわゆる危ない雰囲気をまとっていました。そして急に、

「お前、血ってどう思う」

と聞いてきたのです。かなり驚きました。それと同時に、「来た、文学的なやりとり」と嬉しくなったのを覚えています。今考えれば、何が「来た」だよ、と思うし、この質問が文学的かどうか甚《はなは》だ疑問ではありますが、当時の僕はこの質問に、自分の中の寺山修司フィルターを精一杯通して、「母」とか「月」とかを使った自分でも解けない謎だらけの返答をしました。くわしくは覚えていないのですが、含みや意味はあまり考えてなかったと思います。でも、その返答がどうやら彼には詩的に響いたらしく、

「お前、美しいな、詩の交換をしよう」

と言って、それからしばらくの間、授業中でも放課後でも、思いついた詩的っぽい言葉を綴ったメモを交換するようになりました。そして、「さすがだな、お前にはかなわねぇよ」といった、ごく閉じられた関係性で褒め合うという交流を通して、我々の凝集性は高まっていき、親友としてお互いの家に遊びに行くようにもなりました。

彼の趣味は一貫していました。僕は彼との交流を通して自分の知らなかった、彼が美し

い、気高い、と感じる詩や映画や音楽を多く教えてもらいました。挙げればキリがないのですが、その中でも、印象深いのはクラシック音楽との出会いでした。それまで、その味わいをまったく知らず、音楽の授業でしか聴いたことがなかった曲のレコードやCDが彼の部屋には溢れていました。

彼の家に行く度にいろいろなクラシック音楽を聴かせてもらったのですが、その中でも「これの良さが分からなかったら絶縁だぞ」と、半ば脅されて聴いた、グレン・グールドが弾くバッハの『ゴールドベルク変奏曲』には強く心が揺さぶられました。この感動には多分、聴く前に脅されたことは関係していません。少しでも音楽に詳しい人からしたらグレン・グールドは有名人ですが、当時の僕は全くそんなことは知りませんでした。ただただ、脳の奥の方が興奮するような、それまで味わったことがなかった新鮮な感覚を今でも思い出せます。それ以来、僕は「オーケストラではなく演奏者が一人のバッハの曲が好きだ」と彼に伝え、様々な楽器奏者によるバッハの独奏曲のレコードを教えてもらいました。

当時の医学部では、大学3年生以上になると座学ではなく実習が増えて、実習班で授業を受けることが多くなります。加えて、その頃から僕がバンド活動を始めたことで、彼と遊ぶ頻度はグッと減りました。そして、ロックバンドを始めた僕は徐々にクラシック音楽からも離れていきました。しばらくすると、彼は大学にほとんど来なくなり、試験の時だけ現れるようになりました。チンピラ味の強かったいでたちは、オールバックに色眼鏡という、そのまま昇進した感じになっていて、試験は白紙で途中退出し、ほとんど誰とも話さず、僕とも「おぅ」と言い合う程度で、その年彼は留年しました。

彼からの後日談によると、その頃は部屋にこもって必死でピアノの練習と筋トレに打ち込んでいたそうです。食べるのも忘れるほど夢中になり、空腹に気づくといくつかの出前を一気に注文して、自宅のドアの前に出前の列ができたという話を眼光鋭い真面目な表情でしていました。そう、彼もまた極端な人間だったのです。

お互い医師になると、忙しさもあり、学生の時よりさらに会うことは減りました。しかも僕はその頃、研修とバンド活動の両方に無理矢理取り組んでいた時期だったので、自分の身の回りのことをこなすので精一杯で、彼と会えなくなったこともあまり思い出さなくなっていました。そんなある日、病院の廊下でまた彼が僕の前に立ちはだかりました。

「お前なんかキツそうだな。俺の部屋は楽園だぞ。来いよ」

と言うので、病院の隣にある寮に住んでいた彼の部屋を訪ねると、無造作に積まれたクラシックのＣＤと、散らかった極道漫画以外はほとんど何もない、偏った漫画喫茶のような部屋でした。学生時代に訪ねていた彼の部屋と場所は違いましたが、極端なもの以外、生活感のかけらもない雰囲気は変わっていませんでした。何だかその感じが懐かしく、しばらくぶりに気が抜けてベッドで寝てしまったのですが、少しして彼が僕にヘッドフォンを装着させて、爆音で『ゴールドベルク変奏曲』を流したので、びっくりして起きました。あんな割れて歪んだ音のピアノの独奏は聞いたことがありません。

それ以来、僕は生活に疲れると、少しだけ病棟を抜け出して、鍵が開けっ放しの彼の部屋に一人で行き、大音量でバッハを聴きながら極道漫画を読むという、つかの間の楽園への逃避をするようになりました。

今でも疲れた時、ふと彼の楽園を思い出しますが、病院は改築を重ねたために、寮だった場所は今では駐輪場になっています。せめて耳だけでも、と、職員食堂で『ゴールドベルク変奏曲』を爆音で聴いてみるのですが、なんだかイマイチ。やはり、あの極端な部屋と極道漫画がないと楽園は完成しないのでしょう。こんな夢のような話を時々思い出すのは、悪くないことです。

自分ごとのように考える

精神医療に携わる人が、辛さを抱える人と向かい合う時、思考の巡らせ方は色々あり、人によって何に比重を置くかもだいぶ異なっていると思います。

その中の大きな一つは、その人が精神的な疾患かどうかを判断しようとする精神医学的な視点です。その人の不安や落ち込み、眠れなさなどの辛さは、症状と言うべきものなのかどうか。辛さの程度がとても深刻だったり、思い当たるきっかけがないのに辛くなっているというのであれば、それは疾患としての症状と言えるかもしれない、などと考えます。この精神医学的な視点は、精神医療に携わる上で当然大切です。辛さを症状としてしっかりと捉え、疾患の中でもどの型にあてはまるのかというのを判断できるからこそ行うことができる、治療という名の医療的な助けがあるからです。

一方、精神医療には疾患、症状などを評価する医療的な側面の他に、人としてその人とかかわるという側面もあります。疾患かどうか、辛さが症状なのかどうかということを判断することは、専門職ができる大切なことですが、それだけではない複雑さが精神医療には多くあります。精神とはこころであり、こころとかかわるとは、その人そのものにかかわるということにかなり近いと思うので、とても複雑なのです。同じ出来事があったとしても、人によって影響の受け方は様々で、生じる辛さも違ってきます。

僕は特に、その人が疾患なのかどうかよりも、その人がどんな人なのか思いを馳せることに重点を置きたいと考えてきました。色々な本を読んだり、勉強会に参加しているうちに、徐々に知識や、その人のことを分かるための専門的な視点が鍛えられていき、少しずつそれらを日々の臨床に導入したり、一丁前っぽい専門用語を用いた記録を書くようになっていきました。知識をより多く身につけ、専門的な視点を熟させていくことが相手の人に良い変化をもたらすと心から信じていました。

ある時、私生活で、自分なりに強めに混乱していると思えることがありました。小さな混乱は日々あります。そんな時は、自分には心に関する専門知識があるじゃないかと考えて、なるべく客観的に自分を捉えようとしたり、何かしらの知識を用いてなんとかするのが常でした。でも、その時はなんだか自分の中だけで処理することができないように思えました。自分でどうにかできないならば、誰かに頼るしかありません。僕は、精神医療に携わり、知識を多く持つ、経験豊富な知人に悩みを相談させてほしいと頼みました。

知人は快諾してくれて、たっぷり1時間を設けて話を聞いてくれました。話をしている最中、僕は安心して自分の話を存分にできることが、どれだけ珍しいことか実感していました。勤務中であろうとなかろうと、日常生活の中で自分の話を存分にしても良いと保証されている時間はなかなかありません。自分ばかり話し過ぎていないかな、などの気遣いをすることなく話をして良いと思えたこの1時間は、思っていたよりもずっと新鮮でした。さらに、その場には専門家である相手がいます。僕は時間の最後の方に、相手からの言葉を待ちました。知人は僕がした話をどのように感じてくれたのだろうか。

知人から語られたのは、専門知識に基づいたその時の僕の状態の解説でした。ん？　なぜだろう、あまりピンとこない。それが僕の心の中に生じた感想でした。ピンとこないのだけど、「ちょっと違うと思うのですが」などの反論をするには至れない、絶妙なモヤモヤが自分の中に広がるのを感じました。じっくりと話を聞いてくれた知人にはとても申し訳ないのですが、その時の僕には、専門知識に基づく巧妙な言い回しに目を眩《くら》まされているような感覚が湧いていました。後から考えてみると、僕はあの時、解説もありがたかったけど、それよりも彼がどう感じたのかなど、専門家としてではなく僕の知人としての反応が聞きたかったのだと思います。

この体験は、僕に大きな気づきをもたらしました。知人は専門家としてとても誠実に接してくれました。彼に悪気は絶対にないし、彼を責める気持ちも当然ありません。その対応に心から感謝をしています。でも、僕は結局最後にモヤモヤを持ち帰ることになりました。僕がハッとしたのは、自分が日々診療で会う人たちに、僕がこの時感じたのと同様のモヤモヤを与えているのではないだろうか、ということです。

僕は専門家として、目の前の人のことを精緻に分かりたいと考えてきました。そのこと自体、全て間違っていたとは思いません。でも、専門家として分かる、というのは、その人のことを分析する、とか、評価する、という意味合いが強いように思います。人と人という関係で、その人のことをより細かく分かろうとしたら、話を聞きながら、そういう時は自分だったらどのように感じたり考えたりするだろうか、という想像を深めるような気がします。でも、専門家という立場になった途端に、その人のことを専門知識で分析、評価しようとしてしまう。

これは、気づいてみればとても不自然なことです。でも僕は、それまでその不自然さを極めようとしていました。僕は自分の未熟さを呪いました。そして、自分が悩みの相談者としての様々な体感を得る機会が持てたことに感謝をしました。

最近、『当事者としての治療者』(富樫公一著)という本を読みました。教えられることがとても多く、豊かな読書でしたが、その本の中で、「当事者性とは、まさに自分がその人であったかもしれないことを認めること」と述べられていました。僕は知人への相談の機会を通して、当事者性のかけらのようなものを体感できたのだと思います。それ以来、僕は専門知識を深めることや専門的な視点の鍛錬は続けながら、目の前の人が語る悩みは、当然いつでも自分が持ちうるものだと思えるようになり、それまでよりは自分ごととしてかかわることができるようになった気がしています。


自分以外の他者について、自分ごとのように考えるということで、思い出すことはいくつかあります。今回は最初に思い浮かんだ話だけ。ドキュメンタリー映画『僕は猟師になった』で焦点を当てられた猟師の千松信也《せんまつしんや》さんの話です。

千松さんは、映画で観る限り、ご自身が相手にしている森に住む動物たちと同じ感覚で暮らすことを心がけている人だと思います。猟師といっても、ご自身やご家族の食べる分だけの猟しかしません。なぜなら、森に住む動物たちは自分たちの食べる分以上の狩りはしないから。

そんな千松さんは、ある時、夜の森を歩いていて初めて怪我をしてしまいます。病院を受診してレントゲンを撮ったところ、診断は骨折。精神科医の僕でも分かりましたが、骨折はすぐに手術をすれば問題なく歩けるようになる程度のものでした。

映画を観ていた僕は、当然すぐに手術をして、リハビリをして、また猟に出かけていくのだろうと考えていました。映画の中で診察をしていた整形外科の医師も、当然のように手術を行う方向で話を進めていたように思います。しかし、千松さんは手術をしないという選択をしました。「森の動物たちは骨折しても手術はしない。対等でいようと思えば、自分も手術はしないのが当たり前」。そんなことを千松さんは大して珍しいことではないような口調で語っていました。

人間界の常識で考えれば、骨折して手術しないなんて馬鹿げていると言っても言い過ぎではないと思えます。でも、野生の動物界で考えれば手術なんて当然しません。できません。自分の立場における常識に囚われすぎずに、相手の世界観ではどうだろうと想像して、それに合わせていく。これは簡単にできることではありません。でも、僕が森で暮らす猪だったら、千松さんのその姿を見て、千松さんが森に入ることの違和感は多分減るのだろうと想像します。その上で、動物対動物として向き合ってやろうじゃないかと思えるかもしれません。森は野生の動物の場所です。人間がそれをわきまえずに、知恵や道具を使って支配的に立ち入るのではなく、動物の立場に強く思いを馳せ、その上で全力で向き合う。これは、平等の一つの形ではないかと思うのです。

僕が自分の臨床で考えるなら、抱える悩みはその人のものです。専門家が専門知識や技法で簡単に立ち入るのではなく、まずは人として思いを馳せて感じる。そんな地道なことを強烈に意識していたいです。

対等であること

精神科医として精神医療に携われば携わるほど、人として生きれば生きるほど、「対等」ということについて考えるようになっています。

精神疾患と言われる状態にある人は、社会的な少数者として、弱者として、社会で物が言いにくい立場になることがとても多いです。医療現場でも、精神疾患について多くの知識がある専門家が、ご本人がどうしたいのかをじっくり聞いたり想像したりすることなしに、詳しい者としての助言をしてしまうことが少なくありません。もちろん、ほとんどの場合に悪気などはないのですが、診断や治療に詳しくないご本人は、それに詳しい人の導きに身を任せるしかない形が一般的なものと認知されています。その結果、ご本人は自分の人生のことなのに、「自分はこうしたい」と発言する機会があまりなく、それが当たり前になっているために、主体的な発想も出にくくなってしまいます。

このような形は、教育の場でも相似形のように生じているのではないでしょうか。先日、映画監督のオオタヴィンさんの新作『夢みる小学校』のオンライン試写会に参加させてもらいました。オオタヴィンさんは、これまで『いただきます』という食や醱酵をテーマにした2本のドキュメンタリー映画をつくっていて、僕はその作品たちから素晴らしい農家さんや、園児たちが食養生を実践する先進的な保育園のことを知り、とても感動しました。『いただきます2』の上映の時には、上映後のトークイベントも聞きに行き、監督にパンフレットにサインをしてもらう時に感動を一方的に喋り倒すという、今考えたら迷惑な自己紹介をしました。でも、思わずそんなことをしてしまうくらいの気持ちが通じたのでしょう。それからしばらくして少しだけ連絡を取らせてもらえるようになり、今回のオンライン試写会にも参加させてもらえることになりました。

『夢みる小学校』は、きのくに子どもの村学園という小中学校を中心に、こどもたちが驚くほどのびのびと、自由自在に過ごしている学校に焦点を当てた作品です。

僕を含めた日本の一般的な小中学校に通っていた多くの人がそうだと思いますが、学校には国語・算数・理科・社会をはじめとしてしっかりとしたカリキュラムがありました。与えられる課題が常にあって、それをいかに人より早く解いて、高い点数を叩き出すか。

それが競争に勝ち、高評価を得るためのミッションでした。何かの問題を解くとしたら、そこにはたどり着くべき圧倒的な正解があり、その方法を教えてもらい覚えることが授業内容でした。これによって、与えられた課題をこなす、ということはとても鍛えられたと思います。

でも、社会に出ると、学校のように一律の課題が与えられることはなくなります。それまで課題が常にあったからか、社会に出てから自分が何をしていきたいかという主体的な発想が出てこないことに苦しむことがたくさんありました。また、ぼんやりとでもやりたいことがあったとしても、マニュアルのようなものもないので、それをどうしたら実現していけるのか思い描くことの難しさを実感することもありました。

学校では、問題の正しい解き方や正解が必ずありました。でも、人生でぶつかるほとんどの壁にはそれがありません。どうやって人と力を合わせ、先人の知恵を借り、ぼんやりとイメージする何かしらを形にしていくのか。そういう、自分で自分への課題を考え出し、答えのない道なき道を進んでいくやり方は、自分の子ども時代を振り返ってみるとほとんど身につけてこなかった気がします。だから当然、大人になってから焦るわけです。そのきのくに子どもの村学園には、科目別カリキュラムが恐らくほとんどありません。そのかわりに「プロジェクト」という時間が多く、子どもたちは一丸となって一つのことに取り組みます。教室の椅子どころか、外にある遊具も自分たちで知恵を出し合って設計し、大工仕事をしてつくり上げていました。先生らしい大人はいません。大人も先生としてではなく、一人の人としてそこにまじり合っていて、実際に「先生」ではなく「おとな」と呼ばれていました。

「プロジェクト」の話し合いに「おとな」も参加します。「おとな」はもちろん人生の経験値が高いので、それを生かした提案などをすることが多くなります。でも、経験値が高かったり知識が多かったりすることで偉さとか上下関係が生じるわけではありません。子どももたくさんのことを考えていて、みなそれぞれの考えを出し合います。話し合った結果、「おとな」の考えが採用されないこともしばしばあるようです。

職員室も、みんなが出入り自由。僕の記憶に残っている、なんとなく説教されそうな怖い印象の職員室とは全く違い、仕事をしているのか遊んでいるのか休憩しているのか分からない、とても柔らかい雰囲気の職員室でした。学校全体の方針も、全員参加の会議が開かれ、子どもの一票も、理事長や校長の一票も同じ一票として、総意で決められていきます。

このように、のびのびと自在な雰囲気があれば、たとえやり方が分からず正解もない「プロジェクト」だったとしても、試行錯誤しながら思いや力を合わせてどうにかしていくのだと思います。子どもって、まだ子どもだから教えてあげないと何もできないわけではないのです。色々なことを発想する潜在能力は、きっと常識という軸を持っている大人よりもずっとあって、自分の意見や考えが反映される仕組みがあれば、自ずと自分はどうしたいのか、と考えるようになるのだと思います。実際、映画に出てくる生き生きとした子どもたちはみな、とても主体的に自分の考えを言ったり、行動に移したりしていました。

『夢みる小学校』を観て、こんな教育現場が存在するということに僕はとても驚きました。これこそが「対等」という光景ではないでしょうか。色々なことが初めての経験である「子ども」という人と、経験値が豊富な「おとな」という人の間に、「生徒・教師」関係は存在しないように見えます。存在するのは、「人と人」という、当たり前なのになかなか得難い、大切な関係です。精神医療もこうあるべきです。断定することを好まない僕ですが、このことは断定したいと思います。

苦しい人の話をまずはみなでただ聞き、何にどのように困っているのかをなるべくその場に並べていってもらう。専門家が専門的な知識で簡単に評価するのではなく、ゆっくりでも、ご本人のペースで思いが並べられるのを待つのです。そして、並べられたものを受けて、今度は聞き手の感想とか提案を、その場にまた並べていってみる。やりとりを繰り返すうちに、ご本人を中心として、まわりの人やかかわる専門職などのそれぞれのアイデアが多彩に並べられることになります。そうしてみて、さてどうしよう、何がどうなっていくのだろうと一緒に考え、体験していくのです。

このように、苦しい人や、苦しい人にかかわる人の考えが、対等に並べられる開かれた場所があることが大切なことだと思います。それはきっと、苦しさを抱える人の安心に繋がるはずです。何しろその場所では、自分にかかわる人たちが自分のことをどう考えているかがあけっぴろげになるので、自分の知らないところで自分のことを話され、見定められるような不安は湧いてきにくくなるでしょう。そして、自分のまわりの人や、かかわる専門職の人に対して、自分の意見が十分に反映される、述べていいのだ、と思える感覚は、その人に生きる力を持たせるような気さえします。

教育や医療だけでなく、きっとどのような場面においても、「人と人」という関係をどのようにしたら育《はぐく》めるのかは、思いのほか意識されていないことだと思います。さまざまな専門性や経験値のあるなしはそれぞれに貴重なもので、それらがある人はある人の役割、ない人はない人しか思いつけない発想などがあるはずです。人が存在すれば、その分だけ発想があるはずなので、あらゆる人に、必ず役割があるのだと思います。

当たり前のように書いていますが、こういった考えでいることは実はとても難しいことです。現場で実践してみようとすると、すぐに専門職としての力を行使してしまいそうになる自分がいくらでも見つかります。でも、諦めず、対等さを意識し続けることは、大げさかもしれませんが、これからの平和の鍵になることではないかとさえ思えるのです。

バンドと酒づくり

以前、バンド活動をしていた時、活動の目標は売れることでした。でも、はじめからそうだったわけではありません。

中学3年の時に部活を引退して時間を持て余していた時期、友人に影響されてギターを弾き始め、コピーバンドを組んで文化祭などで演奏し、オリジナルの楽曲をつくるようになってどんどん楽しくなっていきました。高校、大学と活動を続けているうちにもっと色々な人に聴いてほしいと思ってライブハウスにデモテープを持っていき、褒められたりこき下ろされたりしながら聴きに来てくれる人が少しずつ増えていきました。

この頃、何人の人が聴きに来ているかということはほとんど気にしていませんでした。それよりも、メンバーと刺激し合いながら曲のアイデアを持ち寄り、歌詞を書いて曲を完成させ、バンドでスタジオに入ってつくった曲を演奏するということが楽しかったのだと思います。ライブはその延長のようだったので、あまり客席に向けて演奏していたという感じではなかったはずです。聴きに来てくれている人たちに対しては、それを聴いて踊ったり盛り上がったりしたい人がいるならそうしてくれ！　というくらいの気持ちしかありませんでした。なんだか上から目線にも捉えられそうですがそうではなく、その時は曲をつくって演奏することが何よりも楽しくて、何人の人が聴きに来てどんな反応をしてくれたという、動員数に伴う成果に意識が向かなかったのだと思います。でも、自分が聴き手になる時もそうですが、この時のように客席を意識しすぎずに演奏に集中しているバンドの方が、聴き手の心とカラダを揺らすような気がします。

ライブの出来は毎回違います。同じ曲を演奏するにしても、人間がやるものなので、全く同じパフォーマンスには絶対になりません。当時、メンバーとの演奏がうまく嚙み合えば素直に嬉しかったし、聴きに来ている人がそれに呼応してくれれば喜びは倍増しました。でも、ライブ中にメンバーと音がなんとなく嚙み合わない時があっても、その時なりに必死に対処をしてそれを乗り切るスリルも楽しめたし、誰かが平凡なミスをしたとしても、その後の打ち上げでからかうネタになるくらいのもので、ミスした人に対して誰かが攻撃的になるようなことはありませんでした。いずれにしても、ある段階までは、比較的のびのびと演奏していたと思います。

そんなふうに毎回のライブを、その時なりにしっかりと味わっていた我々が、動員数という分かりやすい価値観を自覚してから、それまでのようにはいかなくなりました。これは、多くのバンドマンに共通したものかもしれません。

どれくらいの人が聴きに来たのかという数字は、そのライブの詳細な内容を表現するものではないのに、多ければ嬉しくさせ、少なければ落ちこませるという力があります。数字の単純な評価というのは恐ろしいです。ＳＮＳで言えば、いいねの数に一喜一憂することがそれに当たると思います。

僕も含めたほとんどの人が、自分の投稿に多くのいいねがつくと、内容までしっかり伝わっているのだろうか、という疑念を胸に抱きながらも、なんだか嬉しい気持ちになってその数字を何度か確認するのではないでしょうか。大きな数字によって、内容はどうあれ、高得点を叩き出したような快感が得られるのかもしれません。毎回の演奏を味わうことが活動の原動力になっていたことを考えると、ライブの魅力の本質は演奏のはずで、結果としてそれに共鳴した人が集まって来て動員数という数字になるというのが本来の形です。でも、動員数を多く獲得した時の快感が癖になってしまうと、本質である演奏の内容よりも動員数を稼ぐことに重点を置くようになることがあります。インターネットで閲覧数を稼ぐために極端なパフォーマンスをする、などのことに近いように思えます。

こうなると、活動の目標が創作や演奏を楽しむことではなく、動員数を稼ぐことになってきます。この頃から、楽しいからもっと続けたいという気持ちより、売れるということが目標になってきたように思います。次第に、売れるためには何はともあれウケなければならない、毎回ウケていかないと動員数が減ってしまう、と不安にかられるようになりました。誰かが演奏でミスをした時、それまでとは違ってそれを非難する気持ちが生まれるようになったのは、上を目指す意識が高くなったと言えそうですが、その「上」というのは売れるという意味に近いものです。

こうして、売れなければならないという考えに支配されて硬くなり、演奏に集中することで醸し出されていた楽しさとかエネルギーといった、それまで聴きに来てくれる人たちが最も求めていたものは影をひそめていったように思います。楽曲をつくったり、パフォーマンスを考える時にも、ウケるためのアイデアが先行して、純粋に自分たちがワクワクするような発想が生まれにくくなっていく感覚もあり、これは、自分たちのカラダの中から生まれる表現というより、市場を読むような戦略に近い形だったのではないかと今では思います。

もともと、表現を楽しむということが主眼でバンド活動をしていたのに、戦略を考えてそれを遂行し、結果としての数字を叩き出すという、ノルマを達成するような負担を勝手に背負い、続けているうちにじわじわと空虚になっていきました。でも一方で、売れることが目標であるという考えから逃れることはどうしてもできなかったので、やり方をうまく戻すことも当然できませんでした。

その頃出会った、自由に演奏を楽しむバンドの人は、ウケなかったライブの後に落ちこむ僕をみて、「ライブの出来には波があるものやし、それがまたおもろいやん、なんで落ちこんでん」と言いましたが、その頃の僕には、そりゃそうだけどそれではうまくいくはずないだろう、と受け止めることができませんでした。その後、パフォーマンスにムラはあるけどそのムラがまた人を惹きつけるようなその人のバンドは人気者になり、我々はついに解散しました。

自分の好きな酒を思う時、自分のこのバンド時代のことが思い出されることが多くあります。

僕は、近年人気のあるような酒が実はあまり好きではありません。例えば日本酒で言えば、ワインのような日本酒と言われる酒が多く飲まれる傾向になってきていると思います。ワインのように口当たりが良いとか、日本酒というよりワインを生産するような環境でつくられているとか、そのような日本酒です。これらがなんとなく自分に合わないのは、こういう酒にしよう、という戦略が感じられるからのような気がします。海外でも飲まれそうな、ワインのような酒がウケるはずだからそういう酒にしよう、という意図が感じられるのです。その意図が戦略的な、カラダに響かないものに感じられてしまうのだと思います。


そもそも、ワインと日本酒は材料も醗酵のされ方も異なります。ワインは果実であるぶどう、日本酒は穀物である米が原料です。想像してみることは比較的容易だと思いますが、米の酒である日本酒を日本酒としてしっかりとつくり切れば、ぶどうの酒であるワインのような口当たりの良いものにはならないはずなのです。

これは確かに、ワインのような日本酒がウケるという視点では人気にならないかもしれません。でも、日本酒としてつくり切るということは、日本酒特有の魅力を最大限に引き出すということのような気がします。日本酒なのにワインのようなものを目指す、という無理が生じないのです。その証拠に、そういう酒だけを飲んでいると、飲酒によるカラダへの負の影響は少なくなると感じています。酒づくりの目標を、顧客数を稼ぐことではなく、醱酵の産物としての底力を最大限引き出すことと考えれば、日本酒としてつくり切るという方が本質をついているのではないでしょうか。

ライブの本質を演奏を楽しむことととして突き詰めるバンドが、聴き手のカラダを自然に揺らすように、酒づくりの本質を酒としての底力を引き出し切ることとしてつくられた酒は、飲み手のカラダに豊かに響き、カラダを喜ばせるような気がします。

このような自分の考えは、バンドでの挫折体験がきっかけとなって得られたことかもしれません。音楽と酒は、自分の中であまりに存在感が大きいので、今回はその二つの話になりましたが、何事においても、目先の数字を得るための考えに振り回されずに、じっくりとした感覚を持っていたいし、そういうものに出会う喜びを多く体験したいと願っています。

何者かになりたい

「何者かになりたい」、「何者かにならなければならない」、こういった焦りを感じたことがある人は少なくないと思います。何かに急《せ》かされ続けているような感じで全然気持ちが安らがず、だんだん元気がなくなっていく。自分を見ると、「何者かになる」なんてことは全く想像できないほど迷走しているのに、まわりには「何者か」になりそうな人や、既になっているように見える知人や友人がちらほらいる。こうなると、さらに焦ってしまって混乱。日々の余裕もどんどんなくなっていきます。こんな悩みを抱える人と話をする機会は何回もあって、その度に僕は、自分がバンド活動をしていた時のことを思い出します。

バンド活動をしていた時、僕は明確に、音楽で売れる、ということを目標にしていました。今思い返すと、明確な根拠が何もないにもかかわらずそう思えたことが不思議でなりません。大学の医局に入るべく教授と面接をした時、「音楽で多分もうすぐ売れるので、残念ながらすぐに働けなくなると思います。それでも大丈夫でしょうか」と、自信満々に発言したほどだったので、その確信は揺るぎなかったのだと思います。ただ、そもそもそこまで目標達成を確信しているなら、なぜ医局に入ろうとしたのか、それは不安の表れだったのではないか、という矛盾も感じるわけで、こういった大きな詰めの甘さが若さゆえの強みであり、脆《もろ》さでもあるのでしょう。

その脆さはまもなく露呈する形になりました。すぐに売れる、ということをあまりに迷いなく描いていただけに、活動をしていてどうやらすぐには売れないぞ、そんな兆しさえないぞ、という現実が見えた時はとても戸惑いました。売れるために活動している、という認識の裏には、売れないとなんの意味もないという思いがありました。売れるからこそ、ミュージシャンという「何者か」になれるという感覚だったので、そこに到達できないかもしれないという、考えてもいなかった疑念がもやもやと顔を出すようになってからは、自分は何者にもなれないのではないかという不安が徐々に湧いてきました。

バンド仲間の中ではどんどん人気を獲得していく人たちが出てくるし、大学時代の友人たちは着々と医師としての専門性を身につけていきます。みんなが「何者か」になっていくのに、僕や僕と運命を共にしているメンバーはなかなかそのステージが見えてこない。今だからこんな風に書けますが、当時は日々強くなる焦りから逃れられず、心の底にいつも鈍く重い鉛を抱えているようでした。

次第に、僕はバンドを組んで音楽活動をしはじめた時の気持ちを忘れていきました。きっとバンドに熱中する誰もがそうですが、音楽を始めた最初の頃の気持ちはシンプルで、ただただ全てが楽しいだけです。家で練習をしたり、曲をつくったりして、勝手にワクワク。仲間とスタジオに入ってそれを披露する時のドキドキと、「いいじゃん！」とか言いながら一緒に演奏をする時の満足感。歓声もないし、メディアや評論家からの評価も当然ありませんが、最高に楽しく、音楽を奏でる全ての過程を味わっていたように思います。

ものづくりにも人生にも重なるのですが、何かに到達するまでの過程を味わうということが、とてつもなく大切なことのような気がします。

バンド活動を始めた頃、荒削りとも言えないほど演奏は荒かったわけですが、曲をつくるにも、ライブのパフォーマンスをつくるにも、途中の過程が本当に楽しかったことを覚えています。僕のバンド活動の中では最初の頃が最も好調でしたが、これはつくる過程で僕らが味わっていた楽しさがエネルギーのようなものとしてお客さんに伝わった結果だったのかもしれません。あんなに下手くそだったのに、ライブに来てくれる人がみるみるうちに増えていったのです。

これが、いわゆる初期衝動と呼ばれるものの正体ではないでしょうか。だんだん音楽活動にも慣れていき、最初の頃の新鮮な楽しさは当然翳《かげ》りを見せますが、その段階ごとにつくる過程や活動の過程を味わっている人たちは今でも活動を続けているような気がします。きっと、その姿そのものが、ミュージシャンという「何者か」の形なのだと今では思います。

僕は途中で、「何者か」にならなければならないという焦りに煽られて、つくる過程、活動の過程を味わうことができなくなりました。売れるという目標のみに取り憑かれたような状態だったと思うので、極端に言えば、売れればなんでも良いという気になっていたはずです。

そうなると、作品もパフォーマンスも、できるまでの過程を味わうことで生じるエネルギーが込められていないものになります。箱だけ飾ったようなもので、聴いたり観たりする人の心を揺らすことなんてできるわけはなかったのです。結局、バンド活動の終盤にしていた試行錯誤は、世間の流行りに左右されて箱の飾りを変えていくような表面的なものになってしまい、活動自体を味わうという感覚は戻らないまま、バンド活動には終止符を打ちました。

それはそうと、先日、歩き方を人にレクチャーするのが自分の仕事だという人に会いました。歩き方をレクチャーと言えばデューク更家。まさか、新世代のデュークに会えたのではないかと思い、嬉しくなりました。あの、シューッ、シューッ、と息を吐きながら両手を挙げる歩き方の令和版を教えてもらえるのかもしれないと期待して、その人にレクチャーをお願いすることにしました。でも、レクチャーを受けてみると、なんとなく地味で令和版デュークという感じではありませんでした。詳しい歩き方を書くと、その人の仕事に影響するかもしれないので書きません。ただ、結果としては、期待以上の楽しみが待っていました。

その歩き方は、一見これまで自分が歩いていた形との違いがありません。それをすることで生まれる効果を、分かりやすく一言で表現できるようなものではないのです。でも、それを教えてくれている時のその人はとても楽しそうでした。何かの効果があるということをアピールするのではなくて、「ただ歩くだけでこんなに幸せになるのを人に教えたいんです」と笑顔で語っていました。

いくつかの簡単なことを意識すれば、自分でも練習できる歩き方だったので、僕も翌日から生活の中で実践してみることにしました。それで驚いたのですが、歩くことがものすごく楽しくなったのです。新しい歩き方を練習するという新鮮さもあったと思いますが、何しろ歩くこと自体でワクワクするというのは初めてでした。散歩は面白いことですが、その面白さは歩くこと自体とはまた別だと思います。一歩一歩そのものが楽しいのです。

人は常に、どこかにたどり着くために歩きます。僕の場合、病院内であれば自分の机のある場所から外来、とか、病棟とか。大きな病院なので向かうのが大変だなぁという気持ちがずっとありました。でも、歩くのが楽しくなってからは、一歩一歩を味わっているうちに着いた、という感覚を持つようになりました。これまで、目的地に向かう道中、歩くことを味わうということを僕はしたことがありませんでした。こうなると、楽しい時間が増えるのです。だって、一日の中で歩いている時間というのは結構長くて、何千歩とか何万歩とか歩けば、その歩数の数だけ味わいがあるとも言えます。なんだか、「歩き教」を広めようとしている人のようなことを言っている気がしますが、それくらい新鮮な気づきがありました。

僕が言いたいのは、みんな明日から歩行を楽しもうぜ、ということではありません。というか、それもあるのですが、何より、どこかにたどり着く過程を味わうということはとんでもなく豊かなことなのではないか、という気づきを伝えたいです。

「何者かになりたい、ならなければ」と焦ってしまうのは、きっと仕方のないことです。できればそういうふうに焦らず、どーんと構えてその時を待つような人間でいたいと思うけど、なかなかそうもできない実感があります。でも、待つというより、その過程や時間を味わうという意識にしてみると、なんだか良い感じに時が流れるのではないかと今は思います。そんなことを、てくてく歩きながら今月は考えていました。

3章　静かな分岐点

カンニングをしたこと

東京の下町にあった僕の実家の、通りを隔てた向かいはお米屋さんでした。お米屋さんの息子は、運動神経が良く、背が高く、僕より3歳年上の眩しい存在でした。2人兄弟の長男である僕にとっては、近所で仲の良いその人は、憧れの兄貴のようでした。「兄貴」は、中学受験のための塾に通っていて、まだ小学校2年だった僕にはその姿がとても大人びて見えました。

間違いなくその影響で、僕も小学校5年からその塾に通うようになり、それまで毎週末練習に行っていた野球チームをやめ、週末はいつも中学受験のための模擬テストを受けるようになりました。毎週の模擬テストなんて書くと、なんだかとてもきつい道を選んだように思えますが、当時は塾で新しくできた友達に会えるのが嬉しくて、勉強もテストもなんとなくゲームのような感覚があり、楽しかったという記憶の方が濃いです。ただそれでも、受験が近づくにつれて模擬テストは本番を想定したものになり、緊張感が強くなるとともに、少しでも良い点を取りたいという欲望が自分の中に芽生えるようになりました。テストは2人1組の机に座って受けるのですが、隣の席の人は別の科目の試験を受けるという形式でした。例えば僕の隣にA君がいたとすれば、1限目は僕が算数、A君が国語、2限目は僕が国語、A君が算数、という具合です。そのようにして1日で理科と社会を加えた4科目のテストを受けるのです。

ある日の模擬テスト。1限目に算数を終えた僕は、2限目、解答用紙を裏返して国語の問題に取り組んでいました。隣では、数週前に友達になった子が必死に算数の問題を解いています。その時ふと、1限目の算数の問題を思い出しました。どう解くか迷い、「8」と「21」という、どちらが正解か分からない2種類の数字が導き出され、相当迷った挙句、解答用紙に「8」と書きました。2つ答えが出ている時点で、その問題は解けていないわけですが、それでもテストでは答えが当たれば点数になります。どちらが合っているんだろうと考え始めると、国語の長文問題の文章なんて頭に入ってきません。どうしよう、知りたい。隣では必死に算数の問題に取り組んでいる友達。横目で気にしていると、ちょうどその問題を解き終わり、迷いなく解答用紙に「21」と書いていました。

え……！　算数が得意なその友達が、迷いなく「21」と書いている。これは、間違いなく正解は「21」だ。僕は間違えている方を書いてしまった。もう気が気ではありません。それまでの模擬テストでは、できない問題があっても点数はそんなに気にしていなかったし、それでも順位はまぁまぁ良かったのでそれで良いと思っていました。でも、自分が誤答したことと、正解を知ってしまったという現実に直面した時、僕の心に浮かんだのは、「隣の友達の答えなんて見たらダメじゃないか」ではなく、「か、書き直してぇ……」ということでした。そして耐えられず、誰にも悟られないように、解答用紙を裏返して「8」を消しゴムで消し、「21」と書き直しました。

ふぅ、これで気が済んだ、そう思って顔を上げると、隣の友達がこちらを見ていて、一瞬目が合いました。それから友達は何もなかったように算数のテストに戻り、僕も国語のテストに集中しました。

テストが終わり、翌週。先週の順位発表は1週間のうちに送られてきていたのですが、なんと僕の順位は全体で2位でした。いつも圧倒的な点数で不動の1位の人がいて、その次。そして3位は数点の差で僕の隣にいた友達でした。模擬テストの会場でその友達と会い、「なんだよ、あとちょっとで抜けたのに」と屈託なく言われた時、僕の胸はそれまで体験したことのなかったざわざわを感じていました。彼は僕が解答を書き直したのを知っているはずだけど、それは全然言ってこない。どう思っているんだろう。僕が書き直さなかったら、順位は入れ替わっていたかもしれない。でも結局、それについて自分から話題にもできませんでした。友達とはその後も、変わらず仲良く勉強しました。

「うそ」という言葉が頭に浮かぶ時、この出来事がいつも思い出されます。うその正解の1問。うその2位。3位で悔しがる友達に、カンニングしてごめんと言えず、うそでニコニコしていた自分。

全てのうそが悪いとは思いません。「うそも方便」という言葉があるし、楽しいフィクションだって事実ではないという意味ではうそです。でも、大切な人についたうそを告白せず自分の中に秘めるのは、自分のずるさの証明をずっと抱えているような感じで、ひっそりとした重みがあります。あの時に戻って、「いやぁ、うっかりお前の答え見ちゃった。悪い！」なんて言えたら、少し楽になるのかなぁと、時々、考えます。

静かな分岐点

僕が小学生の時は些細なことが理由で、もしくは理由なく、小さないじめが比較的多くありました。「あいつを無視しよう」と誰かが言い、それに皆が同調してしばらくの期間口をきかず、しばらくすると何もなかったように元に戻るというようなものです。僕もその対象になった経験があって、ある日突然、誰も口をきいてくれなくなりました。具体的な出来事は覚えていませんが、戸惑いが整理できないまま押し寄せてくる不安や、悲しい気持ちの感触は今も残っています。ただ、僕がいた小学校では、対象を変えてこのようなことは年に数件程度は発生していたので、僕を無視したことを鮮明に覚えている当時のクラスメイトはいないと思います。僕も無視する側となったことがありますが、その対象が誰で、その時自分がどんな気持ちだったかはもう思い出せません。自分が無視の対象となった時の辛い感触は残っているというのに。

もっと長く続いていたいじめもありました。その対象になっていた女子は、毎日同じ服装をしていて、それが皆から嫌がられてしまう主な原因でした。ご家庭の経済的な事情か、それ以外の事情かは分かりません。でもなんにせよ、小学生であるその女子は、自分ではコントロールできない何かしらの事情によって、クラスという社会において、大多数と違いを持つ忌むべき存在と認識されてしまっていました。毎日同じ服装をしているので、「汚い」、「くさい」と言われ、「口をきくとフケツがうつる」とも言われていました。僕は違うクラスだったので、クラスの中でどれほどの状態だったか詳しくは知りませんが、違うクラスの僕でもその女子に対する周りからの認識を把握しているくらいでした。

例えば、彼女と廊下ですれ違った時、友人によってはそれだけで「フケツがうつった」と言って、「バリア」を意味するポーズをとる人もいました。そんな友人と一緒に彼女とすれ違うと、その友人はお前も当然するよな、と促すようにこちらを見ながら「バリア」のポーズをしていました。

でも、なぜだか僕には、それに同調してポーズをとることはできませんでした。前述した、自分が無視されたという辛い経験がどこかで重なったからかもしれない、なんて今は考えそうになるのですが、そんな思慮深さが当時の自分にあったとは思えません。ただ覚えているのは、彼女とすれ違った時にくさいと感じなかったことと、くさくないのに「くさい」とか「フケツ」と言っていいのかな？　という疑問のようなものです。疑問のようなもの、というのは、当時これが言葉になるに至らない直観でしかなく、実際は「バリアしないとお前もフケツだぞ」と言う友人に対しては「いいじゃん別に」としか答えなかったと思うからです。

今でも僕は人から「ゆるい」と言われますが、小学生の時は自分の中でよく分からないことに対して「いいじゃん別に」と答える癖があったので「いいじゃん別に人間」というあだ名がついていました。だからその時もそう答えて、いつものように「出たよ、いいじゃん別に人間！」と言われていたはずなのです。

小学校6年の時には林間学校という初めての泊まり行事があり、そこでの最も大きなイベントはきもだめしでした。男女2人のペアになって手をつないで夜の林間を歩くのですが、そのペアづくりは生徒同士で自由に決めるというものでした。

この自由なペアづくりはドキドキするような気もしますが、うまくペアをつくれない人にとっては全く楽しいことではありません。僕も、6年間想いを寄せ続けた人に意を決してペアを申し込みましたが、「星野は1番じゃないんだな……」というなんだか曖昧な言い方で、はっきりと断られました。これで指針を失い、くよくよしているうちにクラスで一人だけ余ってしまい、結局他のクラスで余った人とペアになることになりました。

その相手というのが先ほどの、皆から遠ざけられている女子でした。友人たちからは色々なことを言われました。「バリア」のポーズをしてくる人たちもやはりいましたが、僕としては彼女に対する印象は先ほど書いた通りだったので、ペアになったことが悲しくも嬉しくもありませんでした。

きもだめしが始まります。彼女とは一度も同じクラスになったことがなかったし、嫌だと思っていなかったといっても周りからの目も意識せずにはいられず、どう接したらよいのか分からなくて緊張したのを覚えています。

いざ出発の段階になると「手、つながないでいいよ」と彼女が言いました。でも僕としてはそういうルールだし、なぜそんなことを言うのかその時は分かりませんでした。「え……」なんて言いながら僕が返答を探していると彼女は「私、くさいし」と続けました。でも、くさくありません。

多分僕は、とにかく何か言わないといけないと思って「くさくないし怒られちゃうから手つなごう」という内容のことを言い、手をつないで林間を歩きました。その時の僕にとっては、ただ「くさくない」と感じたことと、ルールを守らないために「怒られたくない」と思っただけの行動だったと思います。でも、きもだめしが終わった時、彼女に「ありがとう」と言われました。それで何というか、心が動いたのを覚えています。うまく言葉にできませんが、「感動」と定義される状態の、もっとずっとささやかなものだったと思います。

なぜその状態になったのか。何かをしてあげたという種類の気持ちはないか、あったとしてもわずかだったと思うので、例えば診療で状態が良くなった患者さんが僕にお礼を言ってくれた時の喜びとは多分違います。でも、では何だろう。もしかしたら、彼女から言葉とともに発せられた気持ちのようなものに心が動いたのかもしれません。手をつながなくていいという彼女に対して、思慮深さは伴わずとはいえ、僕は手をつなぐという行動で返答しました。その時の彼女の気持ちを想像すると、きっと小さくはない心の動きがあったのだろうと今では思えます。そしてその動きが「ありがとう」に乗って、僕も心を動かされたのではないでしょうか。この、相手の何かしらに対して反応をし、その反応に対してまた相手から反応が返ってくる形は「対話」の形です。

大昔のこの出来事を通して、「バリア」と簡単に断絶しないことで成立する対話の形を、僕は初めて体感しました。この体感は以降の自分の人生の静かな分岐点となっているような気がします。

対話にまつわる諦めと希望

対話って面倒

精神科の診療。初診の場合、診察室で会うのは基本的には全く初めて会う人です。その人が今どのようなことで悩んでいるのか、その悩みはいつ頃にどんなことがきっかけで生じたものなのか、睡眠や食事の状況、その他、生活はどれくらいうまくいっているのか、そしてその人が生まれてからどんな人生を歩んできたのか、家族との関係はどんな感じで、どんな友人がどれくらいいるのか。これらの話を、少なくとも1時間、場合によっては2時間くらいかけて聞くこともあります。なぜそんなに手間がかかることをしなければならないのかというと、初めて会った時には当然その人のことが自分には全然分かっていないからです。では、1~2時間ほど話をするとその人のことがどれくらい分かるのでしょうか。これは人によって違うかもしれませんが、実感として、1~2時間ではまだ全然分かるに至らないというのが本当のところです。

そもそも、人のことを「分かる」ということがあるのでしょうか。自分のことで考えてみると、仲の良い友人や家族にも言っていない気持ちなんていくらでもあります。それらの中には、我慢して、とか意識的に言わないようにしていることもあれば、まぁ言う必要もないかと思ってそのうち忘れてしまうようなこともあり色々です。ただ確実なのは、そういったことは間違いなく存在していて、その存在は自分しか知らないか、自分でさえ知らない可能性もあります。これは恐らく誰にでも当てはまることではないでしょうか。考えたことを全て口にしているために思考内容を表す吹き出しが一つもないという、漫画『ワンピース』のルフィでさえ、隠された気持ちや感情が実はあるのではないかと僕は疑っています。

こういった言わない気持ちの存在には、言葉だけのコミュニケーションだとなかなか気づけません。言葉というのはとても便利ですが、文字だけだと伝わらないことはたくさんあります。なので、コミュニケーションにおいて、言葉以外の情報は言葉と同じくらい大切です。例えば仕草、表情、髪型や服装、そして雰囲気、オーラのようなもの。とても曖昧な要素が多く、しかも挙げればきりがないですが、それらを感じることができるようになると少しずつ、その人への分かりの解像度が高くなっていくような気がします。一度会っただけでこれらを感じられることは少なく、何度も会うことでだんだん少しずつ言葉の情報以外のその人を摑めていくような印象です。こうやって、その人のことを摑めていく過程では、相手も同じように自分のことを少しずつ感じています。言葉と言葉以外の様々な要素を時間をかけながら交換し、呼応していくことが対話というものです。こう考えると、対話って面倒です。

対話を続ける決意

しかも、こうして対話を続けることで、いつしかその人のことを分かり切ることができる日が来るかというと、恐らく永遠に来ません。なぜなら、人は誰しも日々、目に見えないくらいではありますが変化をしています。その証拠に、しばらく頻繁に会っていた人と月単位、年単位で会わずに再会すると、必ず変化が見て取れるはずです。その人のことを分かり切った、と感じた次の瞬間、すでにその人は少し変化しているはずなのです。人間関係の果てしなさ、それは面白かったり厄介だったりと表情は様々ですが、これにはこの、他人のことがどうしても分かり切れないというジレンマが関係しているように思います。分かり切れないのはモヤモヤするけどもう仕方ない。その上で、相手のことを分かろうとすることを諦めない、対話を地味に、地道に続けるしかない、と決意するような営みが、人間関係を豊かにさせる大切な要素なのだと思います。

しかし、現実には対話は大きく疎かにされていたり、いつの間にかなくなってしまうことがとても多いです。

例えば全ての連絡をメールやラインで済まそうとすると、情報は文字だけになります。文字だけのやり取りでなんだかイライラしていたのに、会ってみたら全然わだかまりがなくなったというケースは少なくないはずです。これは、文字だけのやり取りで相手のことを「分かった気になる」ということがきっと関係しています。文字情報だけで描く相手の像が確固たるものになっていけば、本当の相手の像から結構離れた虚像のようなものになることも少なくありません。この虚像のようなものに対して抱いた感情を相手にぶつけるので、相手はしっくりこず、相手も「なんでこんな言われ方をしないといけないんだ」とイライラするわけです。でも大抵の場合は、実際会ってみれば相手の表情や雰囲気が感じられるので自分が抱いていたのは虚像であったことに気づき、お互いが考えすぎていた、といったように問題は収束します。

この「分かった気になる」というのは、人間関係がこじれてしまう大きな要因の一つです。これは今の文字のみの例のように情報が少ない場合の他、情報を得ようとしなくなる場合にも生じます。親友とか家族とか距離が近い人間関係において多く、「あいつのことはもう分かってるから細かいことは知らなくても大丈夫」などの考えが象徴的です。確かに信頼関係のもとにこれが成立することはあると思います。でも、前述したように相手は変化しているので、気配りを全く忘れてしまうと、お互いに「あの人は私のことを分かっていると思っているようだけど全然分かっていない」「昔はもっと気にしてくれていた」というフラストレーションを抱えるようになってしまいます。

いつの日からか関係性の歯車が食い違うという現象は、きっとこのようにして生まれ、放っておくと修復不可能なほど大きくなって決定的な亀裂に繋がることもあるのでしょう。

相手が何を考えているか、どんな表情をしているか、どんな雰囲気で生活しているか、それを聞いたり、丁寧に想像したりするのを続けることは簡単ではありません。時には億劫で、負担にさえ思えてくるかもしれません。やはり対話って面倒なのです。でも、対話がないと手と手を取り合えない。手と手を取り合えない関係性が行き着くのは、孤立か争いです。それは嫌ですよね。

『人形の家 Ｐａｒｔ２』は、ほぼ対話だけの、削ぎ落とされた一見地味な作品です。でも、派手な展開が少ない分、登場人物たちのそばで対話を目の当たりにするような感覚を得るはずです。その体感はきっと、人生において、地味で地道で面倒な対話を省略しないことの大切さを、じわじわと深く、密度高く、感じさせてくれるような気がします。

（『人形の家 Ｐａｒｔ２』公演プログラムより）

はなれている——はなれているから考えたこと

特急電車の中で

『はなれている』を聴き、距離について何かしらを書いてみようと考えながら数日が過ぎました。生きていれば、人とのかかわりの数だけ他者との距離が生じるので、思い浮かぶことはたくさんあります。それだけに、何を書くかがなかなか決められない。今僕は特急電車の中にいます。比較的遠方から帰るという状況を自分への言い訳にして、特急券を買い、少し特別な気分に浸りながらゆったりと文章を書きたいと思ったのです。たまたま、僕の後ろの席には、小学生くらいの人たちの団体がいます。ものすごく騒いでいて楽しそう。付き添いっぽい大人たちは、「シー、静かにっ」などの促しをしていますが、そんなもの小学生たちにはほとんど届くものではありません。「あと5駅で着くぅ！」（確かにそうだな）、「こいつパンツ穿《は》いてない」（え、マジで!?）、「あれ、誰か俺のチップスターのキャップ取った？」（それは結構切実な問題だな）、「ふははははは！」（なんだなんだ〜!?）、など色々な声が聞こえてきます。こころの中で応答をしてしまう自分が止められません。賑やかでいいなぁとも思うし、それを通り越してなかなかにうるさく、全然文章なんて書けやしないぜ、という気持ちも湧いてきているのを感じます。

こういった、色々な思いを人に対して抱くのは、その人のことを身体的に感じることができる距離にいるからと言えます。隣の車両にいたとしたらきっと、僕は小学生たちに思いを馳せていないだろうし、この文章の始まりも変わっていたに違いありません。本当に予想外の書き始めに、自分でも驚いているのです。

小学生たちにしたって、自宅で一人の時からずっとあんなに興奮しているわけではないでしょう。特急電車という特別感のある環境でお気に入りのお菓子が食べ放題というのはとても楽しいことだろうけど、例えば家族旅行ならばあれほど賑やかにはなりません。そこに仲間の存在を多く体感できるからこそ、小学生たちは揺るぎないパーティーピーポーと化しているのだと思います。

今は２０２１年11月上旬の関東。長かった緊急事態宣言がついに解除されて、少しずつ小学生たちのように団体行動が可能になりつつあります。僕が小学生だったのははるか昔で、現在身近に小学生がいる生活環境でもないので、自分が小学生だったら、という想像の解像度はもはや高くはありません。でもきっと、緊急事態宣言下で、あの小学生たちの今日の会合がオンラインになってしまっていたとしたら、これほどの盛り上がりを見せるのはなかなか難しかったでしょう。

オンラインと直接会うの

オンラインと直接会うのとの違いって何なのだろうとここのところよく考えます。違いがあるのは明白なんだけど、何がどう違うんだろう、とぐるぐる勝手に思いを巡らせているのです。しばらくそのことを書いてみます。

コミュニケーションにおいて、実感として得られる情報量というのは、どのような形でその人とやり取りするかによって大きく違います。例えばメールでのやり取りだとすれば、実感として得られるのは文字からの情報しかありません。文字はその人の思考や感情を言葉で説明することはできるけど、その時の感じ、ムードを、瞬発力をもって生き生きと伝えることがとても難しいです。なぜなら文字は、身体性から切り離されたものだからです。楽しかった、ということをできるだけ伝えようとする時で考えれば、「楽しかった」ではなく「楽しかった！」と書くとか、普段敬語の人がそうでなくして、対比を感じてもらうなど、ムードを演出する必要があります。言葉で細かく、いかに楽しかったかを説明するという手もありますが、俳人や歌人のような卓越した技術がない限り、文字だけで躍動感のある感情を感じてもらうのは相当難しいと思います。つまり、受け手の立場で考えれば、文字だけのコミュニケーションでは、分かることができない要素が多いということです。その分想像をするわけですが、それが現実とかけ離れる場合も多くあるので、文字だけで親密なコミュニケーションを目指すのは至難の技であると言えるかもしれません。

電話だとどうでしょうか。電話だと文字の他に声という情報が加わります。文字と違って、声には身体性が伴うので、その人のその人らしさとか、その時の状態は、発した声を聞くだけで少し感じられたりします。説明なく感じられる、という要素は文字にはかなり少なかったものです。これが加わることで、キャッチできる情報量が格段に増えます。相手のことを想像する際の分からなさは、メールの時よりもだいぶ減りそうです。メールではなくて電話で話をしたいと考えそうな時を思い浮かべてみます。例えば、説明しにくいことを電話で誤解なく説明したいと思う時。切実さなどを文字だけではなく声でも感じとってもらうことで、自分のその時の感じを、相手に詳しく伝えたいと考えている気がします。他にも、離れているけど電話でなんとなく声を聞きたいと思う時。相手の存在を体感する要素として声に頼っているのだと思います。実際に離れている距離が同じくらい遠いとしても、コミュニケーションの形に身体性を帯びることで、「こころの距離」は近づくと言えそうです。

さらに身体性の要素が強くなるものといえば、画面に顔を映して行うオンラインでのコミュニケーションがあります。話している時の相手がどんな表情をしているのかということがありありと分かるようになるのです。これは電話では不可能だったことです。電話だと、声の無くなる沈黙の時間は心許なくならざるをえませんが、映像があると相手のことをずっと見ていられます。声を発しない時でも、相手の存在感が薄くなるような心許なさは電話に比べて格段に減るはずです。

心許なさ

このコミュニケーションにおける心許なさというのは、考えてみると面白い気がします。

メールの場合、文字のみのコミュニケーションなので、文字が消えると途端に心許ない気持ちになります。返信がないとその人の存在がなくなってしまうような感覚があるからだと思います。電話の場合、言葉と声があります。言葉がなくなったとしても、「ふんふん〜」とか「あぁぁ」とか何かしら声が鳴っているだけで相手の存在は消えないので、メールが途絶えるほどの心許なさは生じないでしょう。でも、声が途絶えると心許なさがやってきます。

顔を映したオンラインでのコミュニケーションでは、言葉と声に映像が加わります。言葉がなくても、声が鳴っていなくても、表情を見ることができるのです。相手の存在が視覚的にしっかりと確認できることは安心感があることで、身体性も強くなり、「こころの距離」も相当近づくと言えます。映像が加わったコミュニケーションで不安になりそうなのはきっと、相手の表情からつながりを感じられなくなる時だと思います。何を考えているのか分からないくらい無表情とか、よそ見をたくさんするようになるとか、こころ此処に在らず、の状態が見て取れる気がしてしまうと、たとえ何かしらの言葉を声で話していたとしても心許ない気持ちになるのではないでしょうか。映像のあるオンラインでのコミュニケーションでは、相手の声を聞き、表情を見ることで、「こころの距離」が近づくわけですが、物理的な距離、いわば「からだの距離」は離れたままです。こころ此処に在らず、と感じてしまうと、近いはずの「こころの距離」が不安定になるような気持ちになるので心許なさが生じるのでしょう。

「からだの距離」

「からだの距離」を近づけるには、直接会うしかありません。直接会うことが難しいという未曾有の事態になるまで僕は分かりませんでしたが、直接会うということは圧倒的に情報量が多く、複雑で刺激的です。電話の場合は身体的な情報入力は聴覚でした。映像のあるオンラインコミュニケーションの場合は、聴覚に視覚が加わりました。「こころの距離」がだいぶ近づく、と言っても、主な身体的な情報の入力先は2種類だけだったのです。直接会うと、これが急に全部になります。

直接会う場合の身体的な情報入力を考えると、まず映像のあるオンラインでも感じられた聴覚や視覚はより直接的になります。オンラインの場合は、機械や電波を通して再生されているので、加工されたりデジタル化されたりしています。簡単には違和感が生じない程度だとしても、なんとなく味気なくなり、自分に届いている声や映像はその人そのものではないという事実が突きつけられているのです。五感で言う他の三つの感覚が、直接会うことでどれほど明確に機能するかは、会う関係性にもよりそうです。強い香りが全ての人にあるわけではないし、直接触れる関係性というのも全てではありません。味覚に至っては相当濃密な関係性が……。

でも、人間以外の動物のコミュニケーションを考えてみてください。聞いたり見たりはもちろんですが、嗅いだり、触れたり、舐めたり噛んだりと様々な感覚を積極的にキャッチして相手のことを体感しようとしている気がします。人と人が直接会う場合、他の動物のように嗅ぐ、触れる、舐める、噛むなどを自在にするわけではありませんが、多分どの感覚も、明確に全くならない程度で微細に何かをキャッチしているのだと思います。まぁ、味覚はなかなか難しいか。そして、その微細に感じられるものは、オンラインでは加工やデジタル化によってなくなってしまったり、直接会っていないからそもそも感じられなかったりするのです。コミュニケーションの味わいを濃くするのにすこぶる大切ですこぶる安定しない「雰囲気」というものは、そのような微細な感覚が複雑にまじり合って醸成されるものではないでしょうか。

だから、雰囲気を共有して、ともに気持ちを高揚させたりハラハラしたりするというのは、直接会わないとなかなか実現できません。その先に、より体感の強い動物的なコミュニケーションへ発展する可能性があります。

特急電車の中の小学生たちは、直接集い、一緒に特急電車に乗ったからこそ、強烈なグルーヴ感を共有して熱狂した時間を過ごしていました。チップスターのにおいを一緒に嗅いだかもしれないし、パンツを穿いていないという発言からは、それの根拠になるおふざけ的な接触的コミュニケーションがあったことが予想されます。直接会う、つまりその人の存在がまるまるそのままそこに在るということのインパクトは、やはり今のところ他のコミュニケーションで代用できるものではなさそうです。

充電について

ただ、いくら大切な人でも、常に直接会っているわけにはいきません。いや、不可能ではないけど、それを現実的なものにすると社会性を極端に減らすことになるので、辛さの方が多くなりそうです。家族、恋人、友人、師匠……など様々な大切な存在が考えられますが、直接会っていない時はすぐさまその人の存在が感じられず、心許なさに苛まれてしまうのでしょうか。

これは個人的な感覚、および僕が知る色々な人のことを思い浮かべて述べるのですが、直接会うというコミュニケーションは、その人の存在を自分の中に充電のように残すことが最もできる形だと思います。やはり、直接会うことで得られたり、交換できたりする情報が圧倒的に多く、濃いのでしょう。毎日会えればもちろん嬉しいけど、そうでなくても時々会えるだけで親密さは深まったり維持できたりするものだと思います。会えない時期に、メールや電話や映像のあるオンラインでのコミュニケーションを挟んでいけば、さらに充電は長持ちしそうです。

でも、時間が空きすぎると、充電切れになって、まるでその人の存在が自分の中から消えていってしまうような感覚になっていくかもしれません。その時、心許なく感じたり、空虚でやるせなかったりするから、会いたいというメッセージを発したりするのだと思います。会いたいのに、心許なくなるくらい会えていなかった人と会えた時、その人という実感を噛み締めて、充電を確かにできることでしょう。我々が現在直面している、一年半をゆうに超える未曽有の事態は、残酷にもそのことを遮断しました。

はなればなれじゃないのに、はなれている

はじめの頃は、それを直接会う以外のコミュニケーションで埋めようとしました。映像のあるオンラインでのコミュニケーションは新鮮だったし、「あぁ、なんか会えてるみたいだね」なんて言いながら新しい形が楽しくさえありました。「からだの距離」の不在を乗り越え、新しい形で「こころの距離」を近くすることができればやっていけると思えた時もありました。でも、それは、直接会うことでの充電が残っていて、「からだの距離」

が離れていてもまだ大丈夫だっただけかもしれません。長い時間が過ぎて、充電は減って心許なくなるし、いつ会えるようになるか見通しがつかないから、いつまで我慢すれば大丈夫という希望も持ちにくい。「こころの距離」を必死に保とうとしているけれど、「からだの距離」が埋め切れなくて、少しずつ相手の存在が現実的ではなくなっていってしまうような空虚さが広がっていく。ドレスコーズの『はなれている』の冒頭のフレーズ「はなればなれじゃないのに、はなれている」には、そんな儚い絶望のような雰囲気を感じます。

つながりの力

ドレスコーズのアルバム『バイエル』は、楽曲が変わっていく過程をつくり手と聴き手が共有する形で出来上がったと聞きました。僕の勝手な感覚ですが、楽曲というのは、つくり手が一人で変えていくものではなくて、色々な偶然的、必然的要素で変わっていくものだと思います。一般的な楽曲づくりは、つくり手の身の回りで起きた色々な要素をつくり手が受け取るわけですが、今回はその要素の中に聴き手という、つくり手にとってとても存在感の大きな要素が伴走した形になったのではないでしょうか。

音楽でも、ライブという「からだの距離」を近づけるコミュニケーションは長らく遮断されたのに近い状態になりました。配信で観られるというのは、映像のあるオンラインコミュニケーションと同じ種類の味気なさがどうしても生じます。なかなか、充実感を持てるほどつながり合えない状況で、楽曲の変化の過程を聞き手が伴走するというつながりの形を発明したのは、エポックメイキングだと思います。

楽曲の変化を見つめるということをみなで行うというのは、子の成長を見守る親族のような一体感を生んだのではないでしょうか。直接は会えないけど、一つの作品をみなで見つめ続けることで得られる一つの体感。一体感。これはきっと、つくり手だけではつくることも得ることもできない、つながりの力によるものです。


他の曲ですが、「相互扶助」の形は、つまりはあい、だと僕も思います。アルバム制作にかかわったつくり手と聴き手が、気持ちを寄せ合うようにしてつくられたアルバム。そんな相補的な作品を体感することは、大切な人とも「はなれている」状態が続く我々に、希望を感じさせてくれる助けになるような気がします。

少し柔らかくなりつつある世の中がこの先どうなっていくのか。全然分かりませんが、このアルバムを聴いたり、特急電車で一緒だった小学生たちの興奮を目の当たりにして感じた、人のからだのあたたかさを体感できる距離の大切さを忘れないでいたい、諦めないでいたいと思いました。

（ドレスコーズ　カセット付寄稿集『バイエル（改造）』より）

瞑想とバナナとオレンジ

２０２２年の春、インドの瞑想法のひとつであるヴィパッサナー瞑想の合宿に行きました。通信機器を全て預け、誰ともコミュニケーションを取らず、何も読み書きせずに瞑想に集中する10日間は、まさに修行。行くのを決めた時は、なんとなく決めたつもりでしたが、今考えると、徹底的に日常の喧騒から離れたかったのかもしれません。

僕は元々、興味が拡散する傾向があり、何かをしていても、面白そうだと感じたことがあると、すぐにそれが気になってしまいます。行動だけではなく、脳内も同様。頭の中がとっ散らかりやすく、気づけば余裕をなくしているからか、40歳を過ぎても不惑どころか惑い続けている自覚があります。そんな自分には、極端にそぎ落とされた環境が必要だと無意識的に判断したのではないでしょうか。結果、焦らずに平静さを保つコツを掴み、今や、ヴィパッサナー瞑想は大きな助けになっているので、有意義な経験だったと言えます。

ただ、合宿中はとても過酷でした。そぎ落とされた環境だったからではありません。緑と鳥の声に囲まれた瞑想センターは、むしろ過ごしやすいとすぐに思えました。僕を悩ませたのは痛みです。朝の4時に起床して、毎日合計10時間以上の瞑想をしますが、からだがとても硬い僕は、同じ姿勢で座り続ける痛みに限界を感じていました。睡眠で少し回復している朝のうちはまだ楽でしたが、徐々に充電が切れるように痛みが大きくなります。食事は午前6時と11時の2回。その度に少しずつ回復するものの、食事休憩のない午後になると過酷さは加速。この痛みを、痛みとして嫌悪せず、ただの「強い感覚」として観察し続けることこそが修行なのですが、当然簡単にはできず、逃げ出したい！　と心の中で何度も叫びました。

午後にはティータイムがあり、合宿初参加者は果物が食べられます。僕は毎日、その時間に救われました。直前までの強すぎる痛みと、それを観察し続けられない自分への失望で真っ暗な気持ちになって、ティータイムに突入。そこでバナナとオレンジを食べながらコーヒーを飲むと、オレンジなんてコーヒーに合わないにもかかわらず、魔法のように心のもやが晴れました。極限状態の後のリラックスという急激な快楽方向への振り切りは、限界までサウナに入った後の水風呂に似ていたかもしれません。毎日、「ティータイム最高」とひとりごちながら夕方の散歩をして、夜の講話の前の1時間の瞑想に臨みました。その時間はとても豊かな瞑想ができました。

それ以来、バナナとオレンジが好物になりました。これは、豊かで過酷だった瞑想合宿の副産物です。元々果物は好きですが、バナナとオレンジというスタンダードすぎる二者を好物と捉えてはいませんでした。それが今では、それらを食べるだけで、いや、果物の名前を言うだけで、なんだかここちよい気持ちになるのです。瞑想センターで午後に体感した快感がフラッシュバックしているのかもしれません。今年の春に得た、瞑想とバナナとオレンジの記憶は、今の僕の宝物です。

安全、安心があってこそ

僕は、精神医療の中で生まれたオープンダイアローグに惹かれて、数年前から研鑽を続けています。

オープンダイアローグでは、困りごとのある人の話を、その人に関係のある人たちが集まって、できる限りきこうとします。専門家は専門家の鎧《よろい》を脱ぎ、専門知識のある一人の人としてミーティングに参加します。「患者・医療者」関係ではなく「人と人」という対等さを保とうとすると、これは必須のことだと思えます。

また、従来の医療では、医療者だけが集まるカンファレンスで、その人の困りごとが症例として話し合われるのが当たり前です。困りごとの持ち主がいない場所で、その人の困りごとの診断名が決まっていきます。これは対話的であるとは言えません。オープンダイアローグでは、その人に対して対話的であるために、その人のいる場所でしかその人の話はされません。だから、ミーティングの最中に、その人の前で医療者だけが話し合う時間もあります。専門的なカンファレンスのような内容も全てきいてもらうので、違和感があればその場で話し合うことができます。

このようなオープンダイアローグの実践に関する工夫や哲学は、僕が大切だと思ってきたことばかりで、学ぶほどに興味が深まっていくのを感じます。

オープンダイアローグが生まれたのはフィンランドです。元々北欧にはなんとなく憧れを持っていましたが、オープンダイアローグのトレーニングを受けるようになってからは、フィンランドを訪れてみたい気持ちがとても強くなりました。

本場での研修や見学の機会があるに違いないので、それを見つけていつかどうにか参加させてもらうのが最も近道だと考えていましたが、実際にフィンランド行きのきっかけになったのは、オープンダイアローグではなくサウナでした。僕はサウナにも興味があり、サウナと対話のワークショップを知人と一緒に主宰しているのですが、その人を軸にしたフィンランドのサウナツアーが企画されていることを知り、参加することにしたのです。

ツアーで印象的だったのは、フィンランドの中でも北部の雪深い極寒の地域であるラップランド地方を訪れたことです。西ラップランドのトルニオというところでオープンダイアローグは発祥しています。ラップランド地方の中でトルニオがどのような場所で、ツアーで訪れたラップランド地方の場所であるルカ・クーサモとどのような違いがあるのかは把握し切れていませんが、ついにラップランドに行くというワクワクする気持ちはとてもうれしいものでした。

実際にラップランドの空港に到着すると、3月後半にもかかわらずあたり一面に雪が積もっていました。日中の気温は0度前後。夜にはマイナス2桁まで下がると聞きましたが、関東の平地で生まれ育った自分には、それがどのような体感なのか想像できるものではありませんでした。空港からバスで移動する間、目に入る風景は森と、時々白く大きめな平野があるばかり。その平野は実は凍った湖で、そこに雪が積もっているということでした。

ラップランド地方には、スモークサウナと呼ばれる伝統的なサウナが残っています。スモークサウナには煙突がありません。広い部屋の中でサウナストーンを十分にあたためるには、6時間以上薪をくべ続ける必要があり、さらにそこで生じた煙がサウナ室から出るまで待たなければなりません。サウナに入るまでに半日に近い準備時間。なんて長いのでしょう。でも、煙で燻されるようにあたためられたサウナ室は、独特の香りと、激しすぎない熱さで、この上なくここちよいのです。サウナストーンに水をかけて蒸気を発生させるロウリュという行為を適度に繰り返し、部屋をぐるっと回って降りてくる蒸気を感じながらじっくりあたたまります。

森と湖に囲まれ、丁寧にあたためられたサウナ室にいるということ自体が、なんだか奇跡のような体験でした。サウナにいるとまわりの精霊たちが集まってきて守ってくれるということを現地の人は普通に話していましたが、それが違和感なく体感できている気がしました。

また、現地の人は、大切な話はサウナの中で決めるのよ、とも話していました。家族や友人と何かしらこみいった問題が生じた時、サウナに入って対話をすることもあるようで、サウナと対話は相性がいいと思うとともに、対話していてあまりにきつくなったら、熱さを理由にその場から少し逃げることもできそうなのも良さの一つだと思いました。シリアスな状況から逃げないことが必要な時もあるけど、ちょこちょこ逃げながらというのができそうなのは、無理が少なくてありがたい気がします。

サウナの中で十分に身体があたたまったら、次はその身体を冷やす段階です。

日本で知っていたのは、ほとんどが水温15～20度くらいの水風呂ですが、ラップランド地方では、凍った湖に穴をあけて、そこに入るアヴァントという行為がありました。究極の水風呂とも言えそうな凍った湖。水温はなんと1度前後でした。毎日吹雪吹雪、ではないものの、井上陽水『氷の世界』が、内的な鼻歌として流れます。怖さを抱えながら穴の中に入ると、ものすごく冷たい。湖の底に足がついたので、溺れる恐怖はありませんでしたが、あまりに冷たくて1、2秒入っただけで身体が動きにくくなるくらいでした。全身を冷やすために頭まで入りますが、少しでも上がるのが遅れたらきっと……。もう井上陽水どころではありません。でも、湖から上がるとなぜか身体はあたたかく、目はピカッと開き、覚醒する感覚がありました。気温0度前後の屋外にしばらく水着一丁でここちよくいられる爽快感はこの上ないものでした。

ラップランド地方に行って強く感じたのは、自然の圧倒的な大きさでした。スモークサウナやアヴァントもそうですが、都会に比べて人工的な力で合理的にできることがとても少なく、人は自然の一部として暮らしている印象でした。

圧倒的な自然のある過酷な環境の中で、人は一人で生きていくことができません。だから、サウナという安心して集まることのできる場をつくり、維持し続けているのだと感じました。

ラップランド地方では、サウナは家と同じように、安全と安心を確保できる居場所になっているという気がしました。あたためるのにとてつもなく時間がかかっても、湖がものすごく冷たくてもそれは必要なのです。むしろ、時間や温度を人工的にコントロールしきれない不自由さが、結果として豊かさを生んでいることも、円環的で素敵だと思いました。

このようなことを考えるうち、普段自分が暮らしている社会への連想が膨んできました。過酷な環境と言えば、我々が生きている日本の社会もそうかもしれません。ラップランド地方のように極端に寒いとか、雪が積もりすぎて身動きが取れないなどの分かりやすい過酷さではないですが、こころに視点を向けてみれば、孤立感、寂しさや悲しさ、絶望感などで差し迫った気持ちになることは、誰にでもあると思います。急に辛さが生じたり、それが増したり、思いのほか長く続いたりした時、自分の力だけではどうにも太刀打《たちう》ちできません。一人で生き続けることは、とても難しいことと言えそうです。

オープンダイアローグの話に少し戻ります。オープンダイアローグには7つの原則というものがあります。最初に記載されている原則は、即時対応というものです。辛い人からSOSの連絡があったら24時間以内、もしくはそれが難しくてもニーズに合わせてできるだけ即座に支援者がチームを結成して話をききにいくというものです。危機と言えるほど辛い時、まずはひとりぼっちにならないように場をつくるのです。

オープンダイアローグでもそれ以外でも、辛い人の困りごとをできる限りきくためには、心理的にも身体的にも、安全と安心が保たれていることが必須です。その保証がなければ、そもそもその場にいられないでしょう。

人が生きるためには、誰かに頼れる安全で安心な場をまずは確保する必要があります。ラップランド地方でのサウナ体験に刺激され、自分の生活や仕事に思いを巡らせたことで、それは全ての前提として必須なことだと思えました。

場を確保できれば、時間や手間をかけることができます。辛くて追いつめられた人も、居続けられるような場があれば、いつか少しずつ思いを語れたり、孤立感が緩んでいくかもしれません。

そんな実感が持てたことは、当たり前のことではなく得難い貴重なことのような気がします。

こころをそのまま感じられたら——「おわりに」のかわりに

この本のタイトル「こころをそのまま感じられたら」は、突然決まりました。

本の内容を加筆修正していた2023年4月、僕はいろいろなことが重なってかなり多忙でした。この本の編集者である堀沢さんと会って、打ち合わせしないといけないこともたくさんあったのですが、なかなか機会をつくれませんでした。本のタイトルを決めるギリギリの日になってしまい、全く案を用意できないまま夜遅くにカフェで会って、タイトルを捻り出すために堀沢さんからいろいろな質問を受けました。問診されるというのはあの感じかもしれません。かなり丁寧で的確で、かなり焦っている……。申し訳なさを感じながら答えていた質問の中に、「星野さんが診療で大切にされていることとか、こうなるといいなぁというものは?」というのがありました。それで、ふと口にしたのが「こころをそのまま感じたい」という言葉でした。

それまで口にしたことのない言葉でしたが、妙にしっくりきたことは堀沢さんにも伝わったようで、その場でタイトルがほぼ決まりました。ふと出てくる言葉には瞬発力のようなものや自分に対しての素直さがあるのかもしれません。僕の、ふと、を刺激してくれた堀沢さんに大きな感謝をしています。

その日から、こころをそのまま感じられたら、というのはどんな思いなのだろうと考えています。

そもそも、こころって何でしょうか。これは多分、正解のない難問です。これをまず考えてみる必要があるように思います。

学生時代に臨床実習で精神科を回った時、講義で先生に「心は脳にあると思う？　それとも胸のあたりにあると思う？」と聞かれたことがありました。僕はその時、ほとんど反射的に「脳です」と答えました。一般的に脳科学と言われる分野に強く惹かれていたその頃の僕は、人の心は脳の神経伝達物質の働きで全て説明できると思っていました。本当に脳の研究をしている人は、そんな簡単に考えないはずですが、その頃の僕はまだ学生。読みやすい書籍で身につけた知識だけで全てを分かった気になっていました。

脳の科学的な仕組みの知識だけでは臨床には足りないと感じ、次に興味を抱いたのは心理学の分野でした。精神医学と心理学は似ているように思うかもしれませんが、実はかなり違います。精神医学はあくまでも西洋医学なので、疾患であるかどうか診断をして治療をするための学問であるのに対し、心理学は心の仕組みを考える学問です。精神科医の教育の中で必ず心理学を学ぶわけでもありません。精神科医の中でも、心理学への関心や知見の程度は様々です。

心理学を学んでみると、いろいろな切り口があることに面白みを感じました。医師としての僕の主戦場は臨床でしたが、臨床のための心理学だけではなく、人の発達を理解するための心理学、学習という現象を理解するための心理学、社会的場面での心の動きを知るための心理学、その他にもたくさんあるのです。心の動きというのは人が生きていれば必ず生じるものなので、考えてみればあらゆる場面の心理学があって当然なのですが、それを改めて実感できたのは新鮮でした。

脳の科学的な仕組みと心理学を学んで臨床をするようになると、人はとても複雑だと感じるようになりました。一つ一つの言動に、脳と様々な心理が関連していると思うと果てしないです。なるべくたくさん話をきいて、その人の心の姿を教えてもらわないと臨床が成立しないと感じるようになりました。

でも、いざ話をたくさんきいてみると、心の話も出てくるのですが、それよりも生活とか経済とか報道からの影響とか人間関係とか、現実的な困りごとの話が多いことに気づきました。それらの話は、心の仕組みにつながる話題もあるのですが、部屋の数が足りない話とか、貯金ができない話とか、自分や家族の就職や進学の話とか、心の仕組みに関連づけるよりも先に、とりあえずその時できることを一緒に考えた方が良さそうな話題が多いのでした。

脳の知識も心理学もひとまずあまり役立たないこれらの困りごとをどうしたものかと考え始めると、「嫌じゃなければ部屋の写真をみせてもらえませんか」とか、「1週間で使うお金を決めるというアイデアはどう思いますか」など、その場その場の対処を考えていく話し合いになります。こうして、視点が心から生活そのものに移っていくうちに、生活されている場面にお邪魔をする訪問支援に必要性と興味を感じて、病院から出かけていくようになりました。

精神医療に携わる者として病院から出かけていくと、知らなかったことが驚くほどあることを知りました。どんな家で暮らし、交通の便利さはどの程度で、生活に役立つ店や安らげる場所が周囲にどれほどあるのか。診察室で話をしていただけでは、これらのことを実感するのはかなり難しいです。でも、環境というものは、心にとても大きく影響すると思います。例えば、過ごしやすく、地域の人ともゆるくつながっているのといないのとでは、生じる孤立感や自己否定の気持ちは随分違ってくるでしょう。

ここまでくると、臨床では脳の仕組み、心理学で語られる心、生活や経済、人間関係の状況、周囲の建物や動植物などの環境、さらに天候や季節などまで含めて考えていくべきだと思えてきます。これはまさに、その人そのもの、もしくはその人とその人にかかわるもの全部と言えそうです。自分の中で、心と考えるものの姿がどんどん変化、拡張していき、今では一人一人が持つ宇宙、のような、意味不明でより一層捉え難く、それゆえに魅力的なものになっているように感じます。

だんだん「心」という表記がぴったりではない気がしてきたので、ひとまず「こころ」と表記することにしました。世の中には「こころ」という表記はたくさんあるので、もっと全然別の「X」みたいな表記が良いかもしれないと一瞬考えましたが、それはそれで相当違和感があります。非常に複雑だと思うものの、特殊なものではないのです。数ある「こころ」の中で、自分なりの「こころ」というつもりで表記するのが、現段階ではちょうど良いようです。

では、その「こころ」を「そのまま感じる」とはどういうことなのでしょうか。これは僕の中では、以前から自分が大切だと考えている、分かった気にならない、ということにつながっているようです。

分かる、は、感じる、と違います。分かるというのは、腑に落ちるのを目指すことだと思います。曖昧さがあまり残らない印象です。感じる、は腑に落ちない部分や曖昧さがあったとしても、そういうものとして眺める、受けとめるという感じでしょうか。その人のこころと向き合う側としては、分かる方がスッキリ感があるに違いないので、目指したくなるかもしれません。でも、人やまわりの環境は複雑で、いつまでたっても知らなかった側面が見つかります。いろいろなその人があることを知る体験はずっと続くのです。また、この人はこう感じているのだろうと思っていたことが、とんだ勘違いだったりすることも少なくありません。人は、人のことを分かり切ることができないのです。これは、とても大切で本質的なことだと思います。

そのことを忘れたくなくて、僕は分かった気にならないことを自分の中で一つの「標語」のようにしています。人のことを分かり切ることなんて到底できないと思っているのに、医学の知識として診断のことを学んだりすると、それに当てはめるだけでその人のことを分かったと思いそうになります。かつてそういう時期があったので、その危うさを実感として知っています。でも、それはその人の困りごとの中の一部に焦点を当てているにすぎません。医学的な診断はその人の困りごとの全部ではないし、そもそもその人には困りごとだけではなく、得意なことや素敵な側面、なんてことない側面などがたくさんあるのです。僕はそれらを分け隔てることなしに、なるべく知りたいと思っています。これが、こころをそのまま感じようとすることかもしれません。

その人のこころを感じるというのは、その時々のその人の「感じ」を、響きとして身体で感じるイメージがしっくりきます。言語化して理解するのではきっと足りません。言葉になりきらない音のような要素が、こころにはたくさん含まれていると思うので、言葉だけで説明しようとすると、こぼれてしまう大事なものがある気がします。

アナログなラジオで例えてみます。ラジオ局ごとに周波数が決まっているように、その時々のその人の「感じ」の周波数があるとすれば、その周波数にこちらが合わせられないうちはその人のこころの響きは感じられません。周波数が近づくにつれ、ラジオの音が徐々に鮮明になっていくように、その人の生活や気持ちへの想像が細かくなっていきます。あの環境で、何時頃こんな人と会い、その時にはどんなものが見えて、まわりの空気はこんな感じで、この人ならばその時に表向きにはこう振る舞いながら内心こんな葛藤を抱き、帰ってからそれが影響してこんな色合いの気持ちになるのかもしれないな。といった具合に、感じる様々な要素の粒子のようなものが細かく、多くなっていく感じです。

その人のこころを細かく感じられることが、何かの治療法に直接つながるわけではありません。なぜ、自分がこころをなるべくそのまま感じたいと思うのか、目的を考えるとよく分からなくなってきます。

でも、お話をして、その人の世界観、その人の歴史、様々な人や物事との関係性、まわりの環境などのことを少しずつ知り、自分の中で描かれるその人のこころの姿が多彩になっていくのは、なによりうれしいことなのです。教えてくれてありがとうございます、と言いたくなります。診療やカウンセリングなどで話をした後、「ありがとうございました」と言ってくれる人は少なくありませんが、実はこちらもたくさんのことを教わっているので、お互いさまだといつも思います。

本書のカバーの絵は、僕のようなキャラクターが、まわりにいる生き物たちから何かの響きをキャッチしようとしているように見えます。僕も人とかかわる時、目に見えないこころの集音器のようなもので、その人のことを感じようとしている気がしています。うまい質問をして、何かを導いたり、あぶり出したりするようなきき方ではありません。話の内容、その人の声、表情、動作、雰囲気など、全てに耳や心身をすまして感じながら、じわじわと浮かび上がってくる景色を待っているというのが近いところでしょうか。

この絵は、僕がその絵や活動に敬意を抱く横山寛多さんが描いてくれました。飲み友達でもある一野篤さんが、素敵なブックデザインをしてくれています。たくさんの心配をかけてしまった編集者の堀沢加奈さんは、最後まで大切な助言を多くしてくれました。

本書に収録されているエッセイの半分以上は、『群像』の連載「「ヤッター」の雰囲気」で書かれたものが元になっていて、連載には、編集者の北村文乃さんが伴走してくれました。それ以外のエッセイでも、それぞれの媒体の編集者の方々にとてもお世話になりました。

当たり前ですが、一人では完成しなかった本です。この総合力の結晶のような本を読んでくださるみなさんに感謝します。

この本の何かしらの要素が、みなさんのこころのささやかな一部分になるといいです。そんな円環的なつながりを想像するとまたうれしく、静かに興奮します。これからも、なるべくいろいろなことを感じ、感じてもらう活動を続けていくと思います。またどこかでお会いしましょう。

読んで下さり、本当にありがとうございました。

2023年5月

星野概念

初出
１章　居心地のいい場所
２章　曖昧なものを体感する
「群像」連載「「ヤッター」の雰囲気」（2020年4月号〜 2022年3月号、講談社）より再構成

３章　静かな分岐点
カンニングをしたこと
「飛ぶ教室」第63号（光村図書出版、2020年10月）

静かな分岐点
「新潮」2018年12月号（新潮社）

対話にまつわる諦めと希望
PARCO プロデュース2019『人形の家 Part2』公演プログラム（パルコ エンタテインメント事業部、2019年）

はなれている――はなれているから考えたこと
ドレスコーズ　カセット付寄稿集『バイエル（改造）』（キングレコード、2021年）

瞑想とバナナとオレンジ
「暮しの手帖」2022年10-11月号（暮しの手帖社）

安心、安全があってこそ
こころをそのまま感じられたら――「おわりに」のかわりに
書き下ろし

星野　概念（ほしの・がいねん）

1978年生まれ。精神科医 など。医師としての仕事のかたわら、執筆や音楽活動も行う。
著書に『ないようである、かもしれない』（ミシマ社）、『ラブという薬』『自由というサプリ』
（以上、いとうせいこう氏との共著、リトル・モア）がある。

装幀　一野　篤
装画　横山寛多

こころをそのまま感《かん》じられたら

二〇二三年六月二七日　第一刷発行

著者――星野《ほしの》概念《がいねん》

発行者――鈴木章一

発行所――株式会社講談社
東京都文京区音羽二―一二―二一
郵便番号　一一二―八〇〇一
電話　出版　〇三―五三九五―三五〇四
販売　〇三―五三九五―五八一七
業務　〇三―五三九五―三六一五

印刷所――凸版印刷株式会社

製本所――株式会社国宝社

ISBN978-4-06-531955-0

KODANSHA